DES PROJECTILES ACTUELS

ET DE LEURS RAPPORTS
AVEC LA CHIRURGIE DE GUERRE

ÉTUDE

DE

CHIRURGIE DE GUERRE

PAR

LE D' JOHANN HABART

MÉDECIN MAJOR DE LA GARDE I. & R. HONGROISE

TRADUIT DE L'ALLEMAND

PAR

LE DR M. LEVEL

Médecin Major de 1re Classé, au 137e Régiment d'Infanterie

NANTES

IMPRIMERIE DU COMMERCE

4 & 6, Rue Scribe, 4 & 6

—

1891

ÉTUDE

DE

CHIRURGIE DE GUERRE

DES PROJECTILES ACTUELS

ET DE LEURS RAPPORTS
AVEC LA CHIRURGIE DE GUERRE

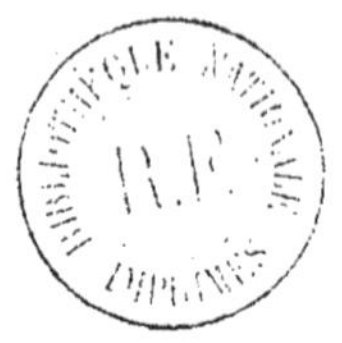

ÉTUDE
DE
CHIRURGIE DE GUERRE

PAR

LE D# JOHANN HABART

MÉDECIN MAJOR DE LA GARDE I & R HONGROISE

TRADUIT DE L'ALLEMAND

PAR

LE D# M. LEVEL

Médecin Major de 1re Classe, au 137e Régiment d'Infanterie

NANTES

IMPRIMERIE DU COMMERCE

4 & 6, Rue Scribe, 4 & 6

1891

INTRODUCTION

M. le Dr Habart, de l'armée austro-hongroise, a eu l'heureuse occasion de faire sur des cadavres de chevaux absolument frais, et dans d'excellentes conditions d'examen, des expériences de tir à toutes distances avec le fusil Mannlicher M. 1888, 8 ^{m}/^{m}, dont est munie l'armée autrichienne. Les analogies de cette arme avec notre fusil Lebel sont des plus grandes, et les effets produits par le projectile à enveloppe métallique, qu'elle lance avec une très grande vitesse initiale, sont identiques à ceux de la balle contenue dans la cartouche de notre fusil national. Conduites avec méthode, elles ont donné des résultats d'autant plus intéressants que les blessures déterminées quelques instants après la cessation de l'activité vitale, nous permettent de préjuger ce qu'elles auraient pu être, dans les mêmes conditions de distance et de vitesse, sur des corps humains sur le champ de bataille, en tenant compte de la résistance plus grande de la peau, des os et des divers tissus des chevaux mis en expérience. L'auteur a dépouillé également quelques procès-verbaux d'autopsie de suicidés ou d'hommes morts par accident ; il a pu, par comparaison, malgré le nombre restreint de ces observations, en tirer des conclusions utiles.

Le mémoire dont nous publions aujourd'hui la traduction n'est pas cependant un simple exposé de résultats nécropsiques ; il constitue une étude rapide, mais aussi complète que possible et sans idée préconçue, sur l'histoire des projectiles, particulièrement de ceux du calibre de 8 ^{m}/^{m} à enveloppe métallique, sur le mécanisme de leur action, sur leurs propriétés physiques.

Dans un dernier chapitre, le Dr Habart énonce des principes précis et nettement déduits sur le fonctionnement du service de santé sur le champ de bataille dont il subordonne les voies et moyens aux règles de la tactique imposée par les armes nouvelles, et sur le traitement des blessures par coups de feu, en tenant compte des résultats de ses essais de tir, de son expérience de la guerre, de celle des grands maîtres de la chirurgie moderne et des progrès que l'antisepsie en campagne permettra de faire à la chirurgie conservatrice.

Si abrégé que soit cet exposé, il renferme un certain nombre de vues originales et des considérations chirurgiales dont l'utilité pratique est incontestable.

M. le Dr Habart, qui est très au courant de tout ce qui a été écrit sur le sujet qu'il traite, n'a pas négligé de signaler ce que la chirurgie de guerre doit à nos glorieux maîtres Larrey, Percy, Baudens, Legouest, et les travanx récents de MM. les professeurs du Val-de-Grâce Chauvel, Delorme, Nimier y tiennent une place des plus brillantes. Cette considération n'a pas été étrangère au plaisir que nous avons eu de lire et de traduire cet ouvrage ; nous osons espérer que nos camarades de la médecine militaire française y trouveront le même intérêt.

Dr LEVEL.

DES PROJECTILES ACTUÉLS

ET DE LEURS RAPPORTS

AVEC LA CHIRURGIE DE GUERRE

I

Aperçu historique sur le développement de la question des projectiles

---

Depuis la découverte de la poudre à canon, le mode d'action des projectiles a été l'objet d'une observation attentive, tant au point de vue de la chirurgie militaire qu'à celui de la chirurgie de guerre, et depuis de longues années, par l'examen des blessures de guerre et par des expériences de tir sur des cibles de toutes natures, on s'est efforcé de le pénétrer pour donner aux troupes un armement approprié. Nous savons que les projectiles des siècles passés étaient formés d'un métal plus dur, et doués d'une moindre force de percussion que ceux d'aujourd'hui. C'est à *Le Dran* (1744) que nous devons les premières descriptions sur leurs changements de formes. *Dupuytren* et son élève *Arnal* (1830), en tirant sur des planches et sur des cadavres placés les uns derrière les autres avaient acquis la conviction que plus le projectile était puissant; plus le canal déterminé par lui était étroit et lisse (*Richter*) (1). *Hunter* reconnut le premier l'influence de la vitesse du projectile sur la manière d'être de la blessure; il enseignait en effet qu'une blessure était d'autant plus nette que le projectile qui l'avait causée était animé d'une vitesse plus grande; *Baudens* faisait dériver l'élargissement successif du canal des oscillations latérales du projectile

---

(1) Chirurgie des blessures par coups de feu à la guerre. — Breslau (1874).

quand la vitesse diminue. *Pirogoff* (1), le vaillant champion de notre chirurgie de guerre moderne, dans les nombreuses et si riches observations qu'il nous a laissées sur le mode d'action des balles de cuivre grosses comme un pois ou une noisette employées par les *Tscherkess*, nous a montré que ces projectiles actionnés par une forte charge de poudre s'étaient fait remarquer par leur grande vitesse initiale et leur puissante force de pénétration. *Langenbeck*, le héros de la chirurgie de guerre allemande trouva le trajet d'autant plus étroit et la solution de continuité des parties voisines d'autant plus limitée que la vitesse de la balle était plus grande, et que celle-ci frappait plus à angle droit. Quand à la place des balles de plomb, d'étain, de fer, de pierre, heurtant, tournant en roulant, errant dans les canons et sans pression, qui par suite de leur déformation perdaient facilement leur justesse et leur portée, (*H. Fischer*) (2), on utilisa la puissance forante et hélicoïdale de projectiles coniques lancés par des canons à parois parcourues par des rayures en spirale qui transforment le canon en un écrou et le projectile enclavé en une broche à vis, projectiles conservant après leur sortie du tube leur mouvement en hélice (*Neudorfer*) (3), la stabilité de l'axe de rotation releva du même coup l'aptitude à atteindre le but, et l'effet du projectile fut augmenté par la régularisation du rapport entre son calibre et son poids. En 1848 les opinions furent assez variées. Tandis que *Beck* considérait la balle ronde en plomb comme plus dangereuse, *Stromeyer* n'attribuait aucune influence à la forme du projectile, et rapportait l'action nuisible à ses dimensions (4). *Langenbeck* expliqua par l'augmentation du poids et la nouvelle forme du projectile pointu, sa plus grande force de destruction; pour lui la forme en coin justifiait facilement l'extension de l'éclatement. *Bornhaupt* attribua également à l'action du coin un certain nombre de lésions osseuses tandis que *Simon* ne vit dans les blessures par coups de feu que des plaies par section en forme de canal. D'après l'expérience acquise en Crimée et pendant la guerre de 1870-71, *Legouest* adopta l'opinion de *Stromeyer*, en vertu de laquelle une balle ronde sortant d'un canon lisse a une action identique à celle d'une balle conique lancée par un canon rayé, à condition qu'elles aient toutes deux le

---

(1) Principes de chirurgie de guerre. — Leipzig (1864).
(2) Traité de chirurgie de guerre. — Stuttgart (1882).
(3) Traité de chirurgie de guerre et opérations. — Leipzig (1864-72). Chirurgie moderne. Théorie et pratique. — Vienne (1885).
(4) Pirogoff, page 346, loco-citato.

même poids et frappent avec la même vitesse. Il ajoutait que les plaies étaient d'autant plus nettes qu'elles avaient été produites à plus petite distance. Les Français *Baudens* et *Chenu*, les Anglais *Longmore* et *Macleod* combattirent ces propositions, accordèrent à la balle conique une plus grande force de percussion et mirent à son actif une certaine augmentation des fractures par rapport aux guerres antérieures. *Macleod* affirma qu'il n'avait pas vu une seule fracture sans esquilles, ni de trous simples comme avec la balle ronde en plomb ; par contre, dans les assauts en Crimée, il a vu plusieurs hommes traversés par le même projectile.

Résumons maintenant l'effet des projectiles employés sur les champs de bataille de l'Amérique et de l'Europe, dans les dernières périodes décennales.

Pendant la *Guerre d'Italie* (1859), l'action du petit projectile massif autrichien (projectile plein de *Lorentz*) fut surpassée par celle du projectile à expansion ou projectile creux des Français. Dès la sortie du canon il s'opérait sur ce dernier un retroussement des parties creuses de la base, un arrachement du manteau cylindrique de la portion massive conique antérieure ; il présentait à l'arrivée les déformations les plus variées ; par contre, le projectile lisse *Lorentz* avait peu de disposition à changer de forme. Plus lourd et plus large, le projectile français déterminait des ébranlements plus considérables, des fracassements plus étendus par suite de ses déformations ; par les irrégularités de sa surface, il produisit de vastes contusions et déchirures dans le trajet du canal, et fit preuve d'une grande aptitude vulnérante principalement contre les gros vaisseaux.

Pendant la *Guerre d'Amérique* (1861-65), on vit d'après Hamilton des blessures par coups de feu à petites ouvertures d'entrée et de sortie, avec fracas osseux limité, à côté d'autres à canal large, à ouvertures d'entrée étendues et ouvertures de sortie irrégulières. Les premières provenaient de simples balles rondes, les secondes de balles coniques que l'on retrouvait déformées, ayant perdu de leur substance ou placées en travers dans les trajets. Cette rotation de projectile sur l'axe transversal ou Théorie du renversement de *Hamilton*, en vertu de laquelle la balle à la suite de certaines résistances pénètre par son plus grand côté et agit comme un projectile devenu subitement plus grand, explique la différence des blessures et la propagation au loin du fracas osseux. D'après Gurlt (1), l'armée de l'Union possédait surtout les armes rayées

---

(1) Des résections articulaires suites de coups de feu. — Berlin 1887.

Enfield-Springfield et des fusils autrichiens lançant des balles cylindro-coniques du système Minié ; l'armée confédérée employait le fusil Enfield avec projectile long sans cavité.

Pendant la campagne de 1864, le projectile plein autrichien et le projectile de plomb allongé prussien se trouvèrent en face du projectile creux, cylindro-conique (Minié) des Danois qui eût une action bien plus destructive que la balle Minié française de 1859, en ce sens que les blessures des parties molles ressemblaient par leur étendue à celles produites par des grenades.

En 1866, le projectile Lorentz détermina tantôt des fractures simples, sans comminution étendue, tantôt brisait une partie circonscrite de l'os en petits fragments, sans dommage pour le voisinage. Par contre le projectile de plomb allongé des Prussiens, avec de petites ouvertures de la peau, faisait en raison de sa grande force de percussion des fracas osseux étendus, et, en même temps que de profondes contusions et destructions des parties molles, de larges orifices de sortie par suite de la poussée au-dehors d'esquilles et de sa propre rupture, surpassant même la balle Minié danoise. Comme elle n'avait ni le poids ni la vitesse du projectile cylindro-conique et que par sa forme elle ne pouvait bénéficier du mode d'action de ce projectile, il y a lieu d'admettre que la grande force de destruction de la balle de plomb allongée tenait à la résistance supérieure de la matière dont elle était faite. On observa des coups contournants, quand les combattants se fusillaient à grandes distances.

La guerre de 1870-71 fournit des résultats dignes d'attention quant à l'influence de la forme et du volume des projectiles sur la diversité de leur action. A la balle de plomb du fusil à aiguille, d'abord fondue, puis comprimée, et du projectile long en fer du fusil de rempart (calibre 20.7^{m}/^{m}., longueur 53^{mm}., poids 100 gram., charge de poudre 25 gram.), des Prussiens, les Français opposèrent la balle *Chassepot* (balle-cylindro-conique avec pointe ogivale), du calibre le plus petit qui eût paru jusqu'alors dans les grandes guerres, douée d'une force vive et d'une portée remarquables. Les balles Remington et Spencer des Garibaldiens avaient une action analogue et faisaient contraste avec celles des fusils à tabatière et Minié des milices françaises.

Du côté des Allemands, *Pirogoff* observa avec le Chassepot, comme il l'avait fait au Caucase en 1847 avec les lourdes balles de cuivre de 15 gram., des orifices d'entrée et de sortie étroits, de faibles ébranlements et des guérisons sans suppuration ; *Langenbeck*, à côté de trous simples dans les épiphyses trouva les fracas des diaphyses moins étendus ; *Simon* vit des guérisons de blessures du genou ; d'autres enfin virent la balle Chassepot passer à travers des espaces interosseux (genou et espaces intercostaux), sans déterminer de lésion osseuse. Le plomb allongé prussien en raison de sa résistance produisit des fracas osseux étendus : des deux côtés il n'y eût de coups contournants qu'aux tirs à très grandes distances (St-Privat). Malgré sa grande portée, la balle Chassepot fit en général des blessures plus légères que celles des armes de construction plus ancienne, tandis que les blessures des fusils à tabatière comme celles des fusils de rempart étaient suivies de vastes broiements des parties molles et des parties osseuses.

Les violents combats devant Metz et dans les vignes de Woerth, les divers combats de rues amenèrent dans les rangs allemands des blessures qui firent penser à une sorte d'action explosive de la balle Chassepot. Les Allemands élevèrent, au nom de la convention de Pétersbourg (1868), des plaintes contre les Français qu'ils accusaient d'employer des balles explosives.

Quand en 1875, les premiers coups de feu furent échangés entre les insurgés et les Turcs au sud de l'*Herzégovine*, je fus attaché à un régiment d'infanterie stationné près des bouches de Cattaro ; plus tard après l'ouverture des hostilités entre la Turquie et le Monténégro en 1876 et 1877, j'eus à plusieurs reprises occasion d'observer les blessures par coups de feu dans les deux camps, d'une part comme chirurgien des passagers, d'autre part pendant mon séjour dans les Montagnes Noires où j'avais été envoyé en mission par le Ministre de la Guerre pour étudier l'organisation du service de santé en campagne de l'armée russe. Les tristes épreuves que supportèrent dans les premiers jours les pauvres blessés des deux partis, et pendant leur transport, rappellent vivement la malheureuse situation des blessés de Percy au commencement du siècle et que ce chirurgien a rendue célèbre en ces termes : « *O douleur, ô honte, il n'y avait rien pour coucher ces* » *pauvres gens, pas même une paillasse, pas même de la paille. Point* » *de linges, point de chandelles, point de vivres.* » (1) Là, comme pendant la guerre russo-turque et pendant la campagne d'occupation de Bosnie (1878), nous traitâmes surtout des blessures par les Henry-Péabody et

---

(1) Traité de chirurgie de guerre. E. Delorme. — Paris 1888, page 205.

Henry-Martini, plus tard par les Snider et Winchester. Les fusils Wanzl des Monténégrins et les Tabatières trouvées par ci par là chez les Insurgés, par leurs balles massives et soumises à un fort refoulement, produisaient d'énormes lésions des os et des parties molles. D'après Pirogoff (1), l'action des balles Peabody-Martini fùt très analogue à celles du Lorentz et du Chassepot; comme les balles Tscherkess elles pénètraient avec une grande vitesse, causaient un choc et un ébranlement modérés, déterminaient des blessures de bonne nature à trajets étroits et lisses, tandis que la balle Snider, se déformant et se brisant facilement, faisait des blessures étendues des parties molles et osseuses Celles que j'ai soignées en 1878 depuis le début des hostilités en Bosnie jusqu'à la pacification, dans les 1re, 4e, 6e divisions d'infanterie, présentèrent dans leur aspect de telles différences qu'il n'était en général pas difficile de déterminer la nature de l'arme de l'ennemi.

La connaissance des différents systèmes d'armes et de balles et de leurs effets est souvent d'une grande importance au point de vue juridique. Dans mon hôpital de campagne de la Villa-Cencié devant Saravejo, parmi d'autres blessés, se trouvaient retenus en vue d'un examen médico-légal de leurs blessures, deux individus dont un profond mystère cachait la façon dont ils avaient été blessés ; c'étaient un chef insurgé Hadji-Loja et un soldat du 49e régiment d'infanterie. Chez tous deux il y avait une blessure de la jambe compliquée de broiement des os du tarse ; chez tous deux on reconnut avec évidence une blessure volontaire que le premier s'était faite avec le Henry-Martini, le second avec une balle *Werndl*. A grande distance ce dernier projectile faisait des blessures nettes ; à des distances rapprochées il se déformait énormément et causait des blessures semblables à celle du Chassepot, comme j'ai eu souvent occasion de l'observer sur des Insurgés. Nous ne savons rien de précis sur l'action des balles *Krnka* et *Berdan* (1877-78). Nous manquons également de renseignements sur l'action des balles pendant la dernière guerre Serbo-Bulgare (1885-86).

---

(2) Le service de santé militaire et les sociétés de secours sur les champs de bataille de Bulgarie et derrière les armées combattantes (1877-78). — Leipzig, 1882.

II

Examen des Théories sur le mécanisme des Blessures par coups de feu.

Convaincu chaque jour davantage que la connaissance de la manière dont une blessure de guerre s'est produite a une portée prépondérante au point de vue du traitement chirurgical en campagne, on s'est efforcé, sous la pression des enseignements de la guerre de 1870-1871, d'élucider la question de l'action mécanique des projectiles, action sur laquelle ont été émises les opinions les plus diverses.

Au temps d'*Ambroise Paré*, on croyait à l'empoisonnement des blessures par coups de feu, et bien que cette théorie soit rejetée depuis longtemps, on en voit de temps en temps renaître un partisan. Quand dans des expériences de tir avec des balles à enveloppes de cuivre, on trouva des parcelles de cette enveloppe recouvertes de vert-de-gris, on songea au danger d'un empoisonnement qui, néanmoins, ne peut en aucune façon menacer les plaies. Sans parler en effet de la minime proportion de ce sel de cuivre, celui-ci agirait plutôt comme agent microbicide et, par analogie avec les autres sels du même métal, aurait des qualités astringentes. Mais il est bien certain que des trajets déchirés par des fragments d'enveloppe laissent la porte ouverte à des germes d'infection et à ce point de vue il existe pour toute plaie un certain danger d'empoisonnement. Les balles anciennes avec leurs cavités d'expansion et leurs cannelures étaient particulièrement bien disposées pour loger des germes d'infection et les corps gras étendus sous les enveloppes de papier constituaient pour ceux-ci d'excellents terrains de culture. A cet égard les projectiles lisses et massifs de l'époque actuelle constituent un heureux progrès.

Les coups de feu observés par *Dupuytren* sur les victimes des combats des barricades présentaient des perforations en forme d'entonnoirs, se rétrécissant vers la profondeur : les blessures par le Chassepot surprirent par leur orifice de sortie, sept à huit fois plus large que le calibre de la balle. *Büsch* (1874) songea d'abord à l'action des gaz de la poudre, plus tard à une action concomittante de l'air, mais à tort, comme l'explique *Richter*, puisque la chaleur des gaz de la poudre diminue trop rapidement après leur sortie du canon, et qu'à une distance de 20 pas leur action ne peut plus entrer en ligne de compte.

A bout portant on observe des *Brulûres* des tissus par action directe, immédiate des gaz de la poudre ; en dehors de ce cas, on ne les a trouvées que sur les logements de projectiles dans des cibles en bois, par suite de l'échauffement de balles particulièrement résistantes et dans les limites de la première zone d'action. Avec la balle à enveloppe métallique du *Hebler*, animée d'une vitesse de 500 mètres, *Bircher* a trouvé dans une cible en chêne le logement roussi. A l'instant où un projectile vient toucher le but, sa force vive est transformée en chaleur, en déformation de la balle ou en modification du corps touché (Percussion) ; la nature de la transformation dépend de la cohésion moléculaire du projectile et du corps touché. Si cette cohésion est également forte des deux côtés, de telle façon qu'il ne puisse être question ni de déformation ni de percussion, presque toute la force vive se transforme en chaleur. Comme on ne peut concevoir l'arrêt subit dans le corps humain d'une balle douée d'une grande force vive et que, sauf dans quelques os durs, les conditions manquent pour l'échauffement de la balle jusqu'à fusion du métal et brulûre des tissus organisés, la théorie de la *Brulûre* déjà repoussée par *Paré* et *Maggi* n'a pu être conservée.

Par suite de la rapidité avec laquelle le corps est traversé, la chaleur du projectile échauffé ne peut se communiquer aux parties voisines du trajet ; là en effet où la balle sans force s'arrête, la période d'échauffement est passée, et quand il existe un grand échauffement, la vitesse du projectile est trop grande, le travail fourni en un temps donné sur le but comme sur le projectile trop considérable pour que la transformation de la force vive en chaleur puisse s'accomplir. Le bord de l'orifice d'entrée qui paraît cautérisé n'est pas une preuve de brulûre : ce ne sont là que des parties de téguments retroussées, écrasées, mortifiées et noircies par la crasse de la poudre. Plus la perte de substance de la peau est petite, plus la coloration du rebord est forte.

Dans la *Théorie de l'air* exposée par *Melsens* et *Morin*, on admet qu'il existe au-devant de la balle une couche d'air condensé, *Cylindre d'air* (projectile air) (1) qui pénètre dans le corps, s'y échauffe et agit d'une

---

(1) Delorme. — Page 446.

façon explosive. D'après Busch (1) ce projectile air n'a pas d'action sur les côtés et agit comme un corps solide. On peut considérer actuellement cette théorie comme abandonnée : l'air essentiellement mobile s'échappe de tous côtés dès qu'il rencontre une résistance. Reger (2) s'appuie pour la rejeter d'abord sur cette première considération physique, puis sur l'absence d'infiltration des tissus voisins des foyers de destructions par l'air, sur ce que les phénomènes de pression n'apparaissent que sur l'os, à l'exclusion des parties molles et avec certains modèles de projectiles seulement ; sur ce fait enfin qu'avec des projectiles de même forme, de même calibre, doués de la même vitesse, mais qui ont été soumis à un refoulement par compression (forcement) différent, on obtient des lésions de grandeurs différentes. Il démontra que l'action explosive s'étend jusqu'à 200 mètres de vitesse, tandis que l'onde d'air comprimé n'a été observée qu'avec des vitesses dépassant 340 mètres.

Les images photographiques obtenues par les professeur *Mach*, *Salcher* et *Riegler*, des détails de la marche d'une balle dans l'air, ne suffisent pas pour faire revivre cette théorie. Une discussion entre *Reger* et *Leyden* montre jusqu'à quel point ces photogrammes peuvent venir à l'appui de l'existence du vent du boulet dont Reger nia la possibilité avec les petits projectiles de guerre. Leur forme cylindro-conique et l'élévation de leur vitesse de rotation, les rend plus aptes à vaincre la résistance de l'air et peu favorables à la formation d'un cylindre d'air. En admettant même l'action de l'air, on n'expliquerait encore pas la variété des lésions. Quant à l'existence du vent du boulet résultant de l'air comprimé par de gros projectiles, les polygones d'artillerie en fournissent des preuves irréfutables (Kroker).

Quelles sont donc les causes des énormes ravages observés dans les tirs à petite distance avec action explosive ?

Voici ce qui ressort des conclusions de *Richter* : Un projectile lancé par une arme rayée, se chargeant par la culasse, subit dans son passage à travers le canon un frottement considérable ; de plus il a une vive résistance à vaincre dans les rayures ; il doit se produire à sa surface un échauffement de 100° à 300° ; d'après lui, une balle Chassepot à sa sortie du canon se compose d'un gros noyau tiède et d'une enveloppe de plomb chaud et mou ; pendant la course, les différences de

---

(1) Laugenbeek — Archives XVIII. — Page 216.
(2) Deutsche militar arztliche Zeitschrifft 1888. — 5e V", page 239.

chaleur et de consistance tendent à s'égaliser et avec une longue trajectoire la consistance et la chaleur peuvent redevenir égales, mais la chaleur demeure toujours supérieure à celle qu'avait le projectile avant le départ de l'arme. *La modification de la constitution physique de la balle nous ferait donc comprendre le mode d'action de celle-ci.* Au moment de pénétrer, à toute petite distance, les parties enveloppantes du projectile chaudes et ramollies arrivent, même avec de faibles résistances, jusqu'à la chaleur de fusion ; les parties peu cohérentes de l'enveloppe sont mécaniquement détachées, entrainées en avant en vertu de la force vive, mais aussi latéralement en vertu de la puissance de rotation du projectile total. L'élévation de température provenant de la transformation de la force mécanique employée pour dompter la résistance, s'ajoute à la quantité de chaleur primitive : il se détache donc un plus grand nombre de parcelles de plomb lesquelles, agissant comme des projectiles minuscules, mettent tout en bouillie autour d'eux et engendrent l'explosion. (*Coups de grenaille*). *Il y a donc en réalité des actions explosives, non parce qu'il a été tiré des projectiles creux remplis de fulminate, mais parce que dans certaines conditions déterminées (tirs rapprochés, os durs) la balle de plomb pleine fait explosion par elle-même.* (Richter).

Busch (1) admit comme cause des effets explosifs dans le corps de l'homme, la théorie en vertu de laquelle les produits de la fusion agissent comme une charge de grenaille.

Plus tard, cependant, il reconnut aux parcelles de plomb et aux esquilles une importante force rotatoire et centrifuge, qui, combinée avec la rotation de la balle, devait entraîner un véritable tourbillonnement dans les parties touchées. Reger (2) considère l'opinion de Busch qui compare la balle tournant sur elle-même à une vrille, comme absolument insoutenable. Il démontre qu'un projectile arrivant avec une force vive intense, passe à travers les tissus dans un temps si extraordinairement court, les perçant de part en part et les fracassant, que ni la transmission de la force de rotation ni l'action en tourbillon ne peuvent se concevoir. Kocher a pu du reste, même avec des balles qui ne sont soumises à aucune rotation, constater des effets explosifs ;

---

(1) Comptes-rendus du deuxième congrès de chirurgie à Berlin 1873. Archives de Langenbeck.

(2) Des blessures par coups de feu avec les armes modernes. Strasbourg 1883, p. 72-74.

l'opinion de Busch, à laquelle s'était rallié dans son temps Küster (1)
pour les balles rondes de plomb mou, paraît d'autant plus justement
abandonnée, que ce dernier a pu constater les mêmes bouleversements
avec des projectiles *Mauser* et *Kocher*, avec des projectiles *Vetterli* ;
Kocher attache en général peu d'importance à la force centrifuge du
projectile animé d'une force de rotation et nie dans une certaine
mesure la séparation par fusion de parcelles de plomb dont. avec *Vogel*,
il considère d'ailleurs la force vive comme très faible, puisque s'abattant
sur une feuille de papier elles ne la traversent pas.

Wahl, *Heppner* et *Garfinkel* repoussent absolument l'action explosive
de la balle et rattachent les lésions observées à la déformation du
projectile.

La *Théorie de la Fusion* a trouvé dans *Hagenbach, Socin, Pirogoff*, qui
comparait les blessures par coups de feu à des coups de trois-quart
chauffé à blanc, plus tard dans *Billroth, Fischer* et *Bergmann* des partisans acharnés ; Hagenbach estime que l'échauffement communiqué au
projectile va jusqu'à 100° ; Wahl que la transformation totale de la force
vive de la balle Chassepot donne de 650° à 670°, alors que le plomb mou
est fusible à 330° centigrades.

Les expériences de *Reger* (2) paraissent avoir fourni des indices de
fusion indubitables et caractéristiques, mais seulement à de très petites
distances et avec des résistances invincibles (plaques de fer), tandis
qu'à grande distance on n'a pas pu constater d'élévation de température
du projectile : il en tire cette conclusion : *que l'augmentation de chaleur
du projectile dans les coups de feu tirés sur le corps humain ne se produit
qu'exceptionnellement sur des os durs, mais qu'elle doit être absolument
rejetée dans les coups à travers des parties molles.*

Beck, ancien médecin général du 14e corps allemand (*Bade*),
chirurgien de guerre d'une expérience consommée. s'élève résolu-
ment dans un travail subtantiel contre toutes ces théories de fusion ;
dans ses conclusions, il dit que : 1° la force de percussion est le facteur
principal et l'agent essentiel de l'action du projectile ; 2° la pression
par explosion des gaz n'agit comme élément destructeur que dans le tir
à distance tout à fait rapprochée ; 3° il n'y a pas de blessures par le vent

(1) Berliner Klinische Wochenschrifft 1874, n° 15.

(2) L. C. P. 46-47.

(3) De l'action des projectiles de guerre modernes, spécialement du Lorentz
fondu à enveloppe métallique, sur les corps des animaux. Liepzig 1885.

du boulet ; 4° la théorie d'une surélévation de température, jusqu'à fusion du projectile comme cause de sa déformation n'est pas soutenable ; 5° la première place appartient aux projectiles dits *à cuirasse*, et parmi eux les projectiles à enveloppe d'acier de Lorentz tiennent la tète par les qualités remarquables qu'ils possèdent pour surmonter de grandes résistances ; 6° dans la lutte violente entre le *coup et le contre-coup* les enveloppes des balles à enveloppes soudées ne paraissent pas assez solides; 7° la *théorie d'une action par pression hydraulique* doit être regardée comme fausse.

Bircher (1) avec les fusils Veterli, Rubin et Hebler, dont les balles venaient frapper une plaque de fer de 7^{mm} d'épaisseur avec une vitesse de 400 à 500 mètres, trouva sur l'orifice d'entrée une fine couche de plomb, et avec les fusils Rubin et Hebler qui perforèrent cette plaque, de fines pellicules de plomb fraîchement fondu sur les dentelures de l'orifice de sortie ; il admit donc que la balle de plomb peut se ramollir par la chaleur, et sa déformation se trouva ainsi expliquée pour lui.

D'après les rapports officiels du service sanitaire de l'armée allemande (1870-1871) (2) la fusion se limita à la pointe du projectile, ne fut observée qu'au choc avec pleine force vive (à 400^m de vitesse) sur l'écorce des diaphyses, détermina une disposition à la déformation et rendit possible la rupture du projectile sur des obstacles relativement légers.

Kocher (3) confirme les opinions de *Richter* et de *Busch* : il dit que la séparation par fusion n'a lieu que lorsque la balle rencontre des os ; sur les os frais elle peut se produire qu'il s'agisse de la partie spongieuse ou de la partie corticale : par contre, pour les os secs elle n'est possible que dans cette dernière partie et encore n'est-elle jamais que très faible. D'après les lois de la permanence de la force, un projectile doué d'une force vive déterminée arrêté par un obstacle dans son trajet doit transformer la perte de force qu'il a subie en mouvement moléculaire, c'est-à-dire en chaleur. Si l'obstacle est très puissant, (*une plaque de fer*), la vitesse devient égale à O et est totalement transformée en tant que facteur de la force vive; par contre, avec des obstacles de moindre résistance il se développe une certaine quantité de travail sans production de chaleur. Une partie de la force

---

(1) Traité de chirurgie de guerre à l'usage des médecins militaires suisses. — Bâle 1888.

(2) IVe volume. — Berlin 1884.

(3) Action des projectiles modernes de petit calibre. — Leipzig 1880

vive se transforme en *force de rupture ou d'éclatement* : lorsque donc le projectile arrivant sur le but perd de sa vitesse, sa force vive se transforme en : *Chaleur, Force d'éclatement* et *Force de pénétration*. Comme pour la grande majorité des tissus, la fusion est trop peu importante pour que la perte en force vive par la chaleur puisse sérieusement entrer en ligne de compte (1), comme la force de pénétration n'absorbe qu'une partie relativement faible de la force vive, puisque des os touchés avec des vitesses de 200 mètres et au-dessous, ce qui avec la balle Veterli ne représente qu'une force vive de 41.4 kilogrammètres, sont encore traversés, il en résulte que la plus grande partie de la force vive (les ³/₄ dans le cas particulier) reste disponible pour être transformée en force d'éclatement. D'après ses expériences, la poussée de la balle de plomb absorbe 6 à 7 kilogrammètres dans son passage dans le corps humain. Des lois du développement de la chaleur il ressort que celle-ci est d'autant plus petite que le travail proprement dit en vue d'effets mécaniques est plus grand ; de plus les recherches de Kocher ont démontré l'existence de relations réciproques entre la force d'éclatement et celle de pénétration ; les modifications du projectile qui diminuent un facteur augmentent l'autre ; certains éléments, comme la vitesse, agissent également sur tous deux.

Une très grande force vive augmente, suivant *Kocher*, la force de pénétration et d'éclatement ; cependant sur certains objectifs la force d'éclatement ne révèle son action mécanique que lorsque la force de pénétration a depuis longtemps atteint son maximum. Tandis que la vitesse favorise les deux forces, quoiqu'à partir de limites différentes, les autres éléments qui entrent dans la composition de la force vive agissent différemment sur chacune d'elles. Le poids spécifique de la masse augmente d'une façon évidente la force de pénétration, il n'a que peu d'influence sur la force d'éclatement, comme on le reconnaît facilement sur des objectifs liquides. Par contre, le volume du projectile, dont l'augmentation coïncide avec un agrandissement de la section transversale, a une plus grande influence sur la force d'éclatement ; toute augmentation de cette section diminue la puissance de pénétration et augmente celle d'éclatement. Quand la vitesse des projectiles est trop grande, ils se font résistance à eux-mêmes, et se déforment sur des objectifs (*eau*) qu'ils traversent sans déformation avec une

---

(4) D'après Forster 3,265 kilogrammètres pour 0,5 gram. de plomb.

vitesse moindre, comme le montrent les expériences de tir sur des récipients remplis d'eau. La force d'éclatement, explosive de *Kocher*, se manifeste par un ébranlement des tissus solides, durs, par une *pression hydraulique* sur les liquides ou les organes qui les renferment, et est renforcée par la déformation du projectile.

Les judicieux travaux de *Reger* (1), sanctionnés par les plus grandes autorités chirurgicales allemandes, ont dirigé la question des projectiles dans une voie nouvelle ; ils ont été l'objet d'une haute considération dans le grandiose rapport sanitaire officiel de l'armée allemande (1870-1871) et dans la plupart des traités de chirurgie de guerre de ces derniers temps. Ses expériences de tir l'ont amené à conclure que dans l'effet du projectile contre un obstacle, il se produit un *contre-coup réciproque*, en vertu duquel une partie de la force vive est détournée au profit de la déformation et de l'échauffement, de telle façon que l'apparition de ces deux faits *l'un à côté de l'autre*, est une manifestation directe du contre-coup. Avec des vitesses égales et un accroissement de la résistance, avec des résistances égales, mais une augmentation de vitesse, la déformation augmente quand les projectiles sont déformables, tandis que c'est l'échauffement quand ils ne le sont pas. La balle de plomb et celle à chemise de cuivre soudée ont présenté dans des tirs sur un fort tronc de chêne de la déformation, mais pas de coloration thermique appréciable dans le logement du projectile ; avec des balles en acier massives, il n'y eut pas de déformation ; avec celles à manteau d'acier soudé, c'est à peine si elle mérita ce nom ; par contre le logement de la balle était fortement roussi. Ces résultats expérimentaux sont diamétralement opposés à toutes les théories examinées jusqu'ici, d'après lesquelles la réaction sous forme de vibrations moléculaires se traduit par la chaleur et amène la fusion, tandis que la réaction réciproque se manifeste par la déformation et l'échauffement. *La déformation n'est pas un fait secondaire, mais essentiellement primitif.* En même temps qu'il faisait ainsi table rase de toutes les théories connues il réussit à appuyer de preuves positives la notion de *pression hydraulique* admise par *Busch* et *Kocher* comme cause de l'action explosive. « *Un corps incompressible (l'eau) peut, sous l'influence d'une pression, modifier sa forme, mais non son volume, lequel s'accroît du*

---

(1) Nouvelles observations sur la blessure par coups de feu, in Deutche militar arztliche Zeitchrifft. Berlin 87.

volume du corps qui y pénètre. Si ce corps incompressible est logé dans une enveloppe, il se produit par suite de la diminution d'espace une poussée dans la totalité, poussée équivalente à la grandeur du corps pénétrant. »

Les conditions nécessaires à la production de la pression hydraulique consistent dans l'intensité de la vitesse du corps qui frappe, et le défaut de proportion entre le volume de celui-ci et l'orifice d'écoulement : comme elles existent en réalité, aussi bien dans les facteurs de la force vive que dans la disposition de la balle à se déformer, la théorie de la poussée hydraulique appliquée aux blessures par coups de feu chez l'homme ne rencontre plus d'obstacles sur sa route, puisque dans les éléments du corps huma in renfermant divers liquides, contenus soit dans des enveloppes élastiqu cs et musculaires, soit dans des capsules osseuses, on rencontre de suffisantes dispositions pour sa détermination.

La condition fondamentale pour la production d une poussée hydraulique est l'intensité de la force vive avec laquellela bal le vient choquer la résistance, le liquide ; son action peut être augmentée par la déformation de cette balle. Si la cohésion de la balle et celle de l'objectif du tir sont également fortes, c'est le développement de chalenr qui prévaut : avec une faible cohésion de la balle, c'est la déformation ; c'est enfin la percussion quand la cohésion du but est faible. Dans les blessures par coups de feu du corps humain, la percussion apparaît sous la forme d'une pression hydraulique explosive, avec pertes de substance nettes, comminution, ébranlement, déchirement et mâchure des tissus ; la variété de la structure de ces derniers, l'angle d'incidence, la force vive et principalement la vitessse entrent ici en ligne de compte.

Avec les armes modernes la vitesse aux grandes portées jusqu'à 400ᵐ d'après *Kocher*, jusqu'à 500ᵐ d'après *Reger* et *Bircher*, correspondant à une vitesse d'arrivée de 250ᵐ, reste assez forte pour provoquer une action hydraulique et celle-ci, par suite de la réaction réciproque sur la matière même du projectile, peut être renforcée par le refoulement ; si les deux facteurs agissent en même temps, l'effet de la pression hydraulique consécutive au défaut de capacité et qui se propage dans tous les sens sur la capsule se manifestera avec plus de force (*Pression de cavité*).

La modification de la masse (en poids et en forme) ne venant dans les blessures par coup de feu qu'en deuxième ligne par rapport à la vitesse, il y a lieu de tenir sérieusement compte de la notion des distances de tir approximatives pour l'appréciation de la nature des blessures.

A ce point de vue on reconnaît :

Une première zone, celle de l'action explosive ou de la pression hydraulique. Elle s'étend avec le plomb mou jusqu'à 400-500^m avec le plomb durci à 200-250^m. Dans ces limites, les capsules éclatent, les tissus sont détruits et la cohérence des parties anéantie dans une grande étendue. Cette zone va jusqu'à 500^m, distance maximum, pour le cœur et la vessie, à 300^m pour le cerveau, l'estomac rempli et l'intestin, les grosses diaphyses, les vertèbres, à 250^m pour les petites diaphyses, 200 pour les épiphyses, enfin 150 pour les os du tarse et du métatarse et le poumon.

La pression hydraulique n'a pas d'action sur la peau, les aponévroses, les tendons, les os plats et les cartillages.

Une *deuxième zone,* dite des *pertes de subsistance nettes,* avec blessures à bords nets, trous dans les os plats et spongieux (épiphyses) du calibre du projectile, enlèvements nettement arrêtés dans les parties molles. Avec le plomb mou elle atteint des portées de 1000 mètres, avec le plomb durci de 2000.

Une *troisième zone,* dite de *comminution* et de *dilacération.* Par transmission de l'ébranlement aux environs, elle développe de plus grands dégâts et se reconnaît à une comminution étendue des os et à la dilacération des parties molles, avec orifices de sortie cratèriformes. Cette zone est celle dans laquelle on se meut le plus souvent, puisque le feu de l'infanterie s'ouvre à grande distance ; elle atteint jusqu'à 1500 mètres avec le plomb mou et 2000 mètres avec le plomb durci.

Une *quatrième zone,* celle *de la force qui s'éteint,* dans laquelle, en dehors des lésions des parties molles, il se produit des ébranlements et des fracassements osseux ; elle se caractérise par des canaux à une seule ouverture, des coups contournants, des contusions. Ici se rencontrent les blessures par ricochets et par choc en travers du projectile.

Pour calculer la valeur, l'équivalent de la déformation d'un projectile, Bircher lança une balle *Rubin* (plomb durci et enveloppe de cuivre) animée d'une vitesse de 500 mètres contre une plaque de fer de 0^{m}007 d'épaisseur, laquelle fut perforée ; mais le projectile fut totalement brisé. Une balle en acier, du fusil Veterli perfora la même plaque avec une vitesse de 400 mètres, déterminant un orifice d'entrée net, un orifice de sortie à peu près exactement semblable à celui du Rubin, et subit un très faible tassement. Les deux balles produisant le même effet avec des vitesses différentes, la valeur de la déformation est égale à une différence de vitesse de 100 mètres ; 100 mètres de vitesse ont été distraits de la force vive pour la déformation.

III

Propriétés physiques et action des projectiles
du petit calibre les plus récents.

On s'est appliqué à augmenter l'efficacité des nouvelles armes par une grande tension de la trajectoire; comme la vitesse initiale en est le facteur le plus important, pour la relever, on a élevé le rapport de la charge de poudre avec le poids de la balle (*Rapport de la charge au projectile*), et pour maintenir l'effet du recul dans des limites supportables, on a dù rendre le projectile précédemment déjà allongé plus léger, en d'autres termes en réduire le calibre. Pour le fusil à répétition autrichien modèle 1886 du calibre de 11$^{m/m}$, on conserva la forme, les rapports de grandeur et de poids de la cartouche modèle 1877 ; par contre on employa une balle de plomb durci avec alliage d'antimoine 5 °/₀ pour favoriser le forcement et limiter la déformation, et une poudre plus forte, modèle 1886, de plus grande densité, consistant en un mélange intime de 74 parties de salpêtre au lieu de 75, de 16 parties de charbon rouge provenant de la combustion de bois pourri au lieu de 15 et de 10 parties de soufre. (*Vuich*) (1).

La cartouche modèle 1888 se trouve dans des conditions meilleures pour l'augmentation de l'efficacité, bien que les poids absolus des éléments de la charge aient été rendus plus petits, parce que les valeurs relatives des poids de cette cartouche sont plus grandes que dans celle de 1877, que le projectile est devenu plus long (31.7$^{m/m}$ contre 27$^{m/m}$) et que la poudre modèle 1886 a une action plus brisante que l'ancienne

---

(1) Considération sur l'efficacité des nouvelles armes de guerre. — Vienne 1888.

poudre noire. Ces valeurs relatives sont : le rapport du poids de la balle avec sa section transversale (*poids spécifique par unité de surface*) et le rapport de la charge au projectile qui détermine la vitesse initiale. Comme l'aptitude de la balle à fendre l'air est influencée par sa forme et par sa masse, la perte de vitesse sera d'autant plus petite et la trajectoire d'autant plus tendue, que la forme du projectile sera mieux appropriée, que la masse accumulée dans le sens du mouvement sera plus grande, par suite que le projectile sera plus allongé. Le rapport de la longueur du projectile avec la densité de sa matière constitue le poids spécifique par unité de surface (balle ^{m}1877 0 gr. 252, balle ^{m}1888 0 gr. 296 par mm²). Comme la tension de la trajectoire croît avec l'augmentation de la vitesse initiale, comme la résistance de l'air s'accroît également dans les mêmes conditions, on est donc parvenu, en augmentant le poids spécifique par unité de surface, à utiliser plus complètement la vitesse initiale. Au début de sa marche, la balle éprouve dans l'âme du canon une forte résistance, ce qui, avec la poudre plus forte, produit une énorme tension des gaz ; la précision du tir est diminuée soit par l'emplombement et le dépôt de résidus de poudre sur la petite surface de l'âme du canon de 8^m/^{m}, et par suite de la résistance insuffisante des glissières formées sur la balle de plomb le forcement tend à agir d'une façon d'autant plus défavorable que les rayures sont plus serrées qu'autrefois. Pour obtenir un forcement correct et pour éviter la déformation qui est à craindre par suite de la plus grande vitesse d'arrivée résultant de l'élévation de la vitesse initiale et du poids spécifique par unité de surface, on a armé la balle d'une enveloppe mince et résistante en acier. D'après l'instruction sur les armes d'infanterie et de chasseurs de l'armée autrichienne (1888), « le noyau de plomb durci est comprimé dans l'enveloppe d'acier et maintenu solidement par le bord retourné de cette dernière. La partie postérieure de la chemise d'acier entraîne le projectile dans l'âme du canon. »

Il ne faut pas confondre cette balle à enveloppe avec la *balle Compound Lorentz* qui a servi aux expériences de *Beck*. Grâce à son armature la balle possède une plus grande force de pénétration, et l'élévation de la vitesse de rotation passant de 605 à 2120 tours par seconde doit parer au danger d'une marche irrégulière et du renversement de ce nouveau projectile (1).

---

(1) Les nouvelles armes de guerre allemandes. — Major Weygand — Damstadt 1888.

Les expériences de *Bovet* (1) avec la balle plomb durci Veterli, avec les balles Rubin à chemise de cuivre et Hebler à chemise d'acier du calibre de 7.5^{m}/^{m} ont révélé chez celle-ci une énorme puissance de résistance, qu'elle fut fondue ou soudée, mais achevée d'après le procédé de fabrication de *Roth* (renversement du bord inférieur de l'enveloppe). Dans les circonstances où les deux premières ont été trouvées déformées, déchirées, brisées en morceaux, la balle Hebler conserva son enveloppe presqu'entièrement intacte. « *La solidité du manteau d'acier est suffisante pour lui permettre de résister dans tous les cas aux tissus les plus solides du corps humain.* » Les conséquences de la grande force vive et de la solidité sont pour *Bovet* une plus grande localisation de l'action, une meilleure pénétration, par contre une faible action latérale, d'où des pertes de substance nettes, moins de force explosive à petite distance, moins de communition à grande distance. Il nota même qu'à une distance de 10^{m}, il n'eut pas d'action explosive avec des coups de feu dans la tête. Il regarde le fusil *Hebler* comme le plus *humanitaire*, et en raison de la tension de sa trajectoire, de sa grande portée, de son effroyable force de pénétration comme l'arme à feu la plus puissante de notre époque.

On sait que le remarquable fusil Chassepot employé en France depuis 1866 a été transformé après 1870-71 en fusil du système Gras (M 1874) pour l'armée territoriale, tandis que l'on constituait pour l'armée active un armement de fusils Gras nouveaux. En 1878 on adopta le fusil de marine *Krapatschek* avec magasin sous le fût. Cette arme (M 1885), fut disposée pour la même cartouche que le fusil Gras (M 1874). Depuis 1884 on fit en France des essais de fusil de petit calibre ; il en est résulté le *Fusil Lebel* avec une balle Compound-Nikel de 8 ^{m}/^{m} et une poudre progressive à petit recul détonnant sans fumée et presque sans bruit *(Vieille)*. Bien que la composition moléculaire de la poudre *Vieille* soit gardée secrète par l'inventeur, on pense qu'elle est une combinaison de collodion et de coton-poudre.

Les chemises de cuivre et de laiton produisent de l'encrassement, un fort échauffement et la fusion du noyau de la balle et agissent ainsi défavorablement sur le forcement et la trajectoire ; on a donc recherché avant tout pour ces enveloppes une substance tenace, légère et sèche en même temps, et choisi l'acier malléable auquel sont cependant

---

(1) Sur l'action des armes à feu de petit calibre, en particulier du fusil Hebler, modèle 1887 Bovet. Correspondenz Blatt pour les médecins suisses.— 1887, n° 24.

attachés certains inconvénients : usure rapide des rayures et oxydation par la rouille. L'enveloppe de la balle Lebel se compose d'un alliage dont le nickel est la base. La balle Nikel-Compound est suffisamment bien conformée pour résister à la poussée des gaz, et assez plastique pour se centrer automatiquement dans le canon. D'après « l'*Avenir Militaire* », elle se compose d'un noyau de plomb durci (antimonial) coulé dans une enveloppe de nickel. D'après *Lankmayr* (1) le noyau de la balle est comprimé et soudé dans une enveloppe faite d'un alliage de cuivre et de nickel. Une enveloppe d'acier nickelé présente les plus grands avantages : bon marché, par rapport aux enveloppes de cuivre et de nickel, grande force de pénétration, préservation des rayures dont l'usure est presque nulle : on doit aujourd'hui lui donner le premier rang. Bien quel a balle à chemise en cuivre eût été connue auparavant, ce n'est qu'avec les projectiles Lorentz que les idées de Bode sur les chemises métalliques reçurent une complète réalisation (Beck) (2).

D'après *Chauveau* (Société de chirurgie, 2 mai 1888), les balles françaises de petit calibre se rompent dès qu'elles atteignent les os à des distances de 150 à 200^m, tandis qu'à 400 à 500^m elles ne subissent ni craquement ni déformation. Delorme (3) (Académie de médecine 29 mai 1888), en parlant du fusil Lebel 8^m/^{m}, dit que son action lui paraît à peu près semblable à celle du fusil Gras 11^m/^{m} : selon lui l'ouverture d'entrée est d'autant plus petite que la vitesse du projectile diminue, et d'autant plus grande que cette vitesse augmente, proposition absolument rejetée par les expérimentateurs subséquents. Jusqu'à la distance de 300^m, surtout à 200 et au-dessous, on observe sur les os une action semblable à celle du fusil Gras, avec cette différence cependant que la balle 8^m/^{m} *Lebel* se déforme plus rarement; on ne peut donc pas, comme avec la balle du fusil Gras, déterminer par l'examen du trou de sortie, l'existence et la nature de la fracture. Ces fractures sont produites non seulement par choc direct sur les os, mais aussi par des balles frappant ceux-ci tangentiellement. Les os courts et plats présentent les mêmes lésions qu'autrefois. *Delorme* admit que dans les trajets à une

---

(1) Traité des fusils Austro-Hongrois, avec appendice, sur les modèles règlementaires d'Allemagne, Russie, France, Italie, Suisse et Angleterre. — Lankmayr, Vienne 1888.

(2) Loco-citato, p. 13.

(3) Notes sur les lésions produites par les balles du fusil Lebel. — Archives de médecine et de pharmacie militaires, n° 7, 1888, juillet.

sèule ouverture la comminution pouvait être expliquée par la théorie de l'air de *Melsens. Villaret* fait remarquer que, dans ce cas, comme dans celui de balles frappant les os tangentiellement, la force comminutive résulte de la dureté des projectiles.

Chauvel (1), *Nimier, Breton* et *Pesme* instituèrent des expériences avec la balle à enveloppe de nickel M 1886, par une froide température d'hiver et sur des cadavres bien conservés, le plus souvent avec des charges réduites, à petite distance seulement avec charge entière. Le résultat de ces expériences fût, que l'on put reconnaître des actions explosives étendues à courte distance, et qu'à partir de 800^m il se produisait des lésions des parties molles moins vastes, avec néanmoins d'importants broiements osseux. De 1200 à 2000^m seulement les tissus ont été traversés avec plus de ménagement : il paraît même qu'à 2000^m de distance jamais une balle n'est restée arrêtée dans un cadavre. Contrairement à l'opinion de *Delorme*, à grande distance (1100-2000^m) la grandeur de l'orifice d'entrée fût trouvée égale au calibre de la balle, à des distances moyennes (1200-1500^m) plus grande et à de petites distances (200-400^m) plus petite que 8^m/^{m}. S'appuyant sur les conditions variables de l'élasticité de la peau, Chauvel croit que sur le vivant les ouvertures d'entrée devront être encore plus petites. Les orifices de sortie varient en grandeur et en forme d'après la distance, et quand celle-ci est grande la perte de substance reste au-dessous de 8^m/^{m}. Pour lui la grandeur de l'orifice de sortie est indépendante de la vitesse de la balle et des désordres causés dans l'intérieur du corps ; il estime qu'elle est en rapport avec l'élasticité de la peau et la façon dont celle-ci est soutenue. Il ne trouva des esquilles dans l'orifice de sortie et en dehors de celui-ci que dans des coups de feu très rapprochés. Sur l'os il admet une *Pression* directe qui dans les épiphyses détermine des trous de 5 à 6^m/^{m} à l'entrée, de 10 à 20^m/^{m} à la sortie, tandis que la *Pression* latérale amène des fissures se prolongeant très loin. A toutes distances, il vit des fractures sur les diaphyses de 10 à 12^c/^{m} de développement : à grandes distances, les fragments étaient encore maintenus par le périoste, tandis qu'à petite distance les esquilles furent innombrables et complètement libres. Les balles ne se déformèrent que dans des tirs tout à fait rapprochés.

Conclusions : 1° Le fusil Lebel détermine des canaux plus étroits et plus réguliers que le fusil Gras. 2° A petite distance (200^m) la balle Lebel a

---

(1) Recherches expérimentales sur les effets des armes nouvelles et des balles à petit calibre à enveloppe résistante. — Archives générales 1888, octobre.

moins fréquemment une action explosive que la balle Gras, et généralement à des distances moyennes (400 à 1200^m) fait des blessures d'un moindre caractère de gravité. 3° Avec le fusil Lebel les blessures des os compacts sont plus étendues à grande qu'à petite distance, la dislocation des fragments osseux est plus faible qu'avec la balle Gras, et les désordres dans les os spongieux et les parties molles à la distance de 1200-2000^m sont bien moindres. Iungengel.

Quelles sont les différences qui existent entre le mode d'action des balles Compound de petit calibre à enveloppe et les balles de plomb mou ordinaires ?

L'intensité de la pression hydraulique est d'une part directement proportionnelle au calibre ; d'autre part, la propulsion augmente à mesure que la section transversale du projectile devient plus petite; enfin à l'arrivée contre le but la force de réaction agit d'une façon plus intense sur un petit projectile que sur un gros : nous devrions donc trouver dans l'augmentation de la vitesse et l'étroitesse des orifices d'entrée d'excellentes conditions pour la réalisation de la poussée hydraulique, pour peu que la balle soit sujette à se déformer. Or, les balles de petit calibre modernes sont devenues plus rigides, leur force vive aux distances qui entrent pour nous en ligne de compte, leur portée, la tension de leur trajectoire, l'espace balayé bien plus considérables qu'avec les balles de plomb ordinaires ; une moindre partie de la force vive est employée en déformation; la percussion doit donc être plus forte, l'action sur les différents corps bien plus concentrée. Des corps compacts seront plus facilement traversés, le canal de la balle sera plus petit, le dégât limité aux parties directement touchées ne s'étendra pas aux environs, comme avec les anciennes balles déformables. En raison de la moindre aptitude de la balle à se déformer, la pression hydraulique sera moins forte ; par contre les limites des diverses zones d'activité, en raison de l'augmentation de vitesse de la balle au départ, dont peu ou presque rien n'est absorbé par la déformation, se trouvent modifiées. Il résulte des recherches de *Reger* que la pression hydraulique d'une balle de plomb mou est à celle de la balle à enveloppe de cuivre dans le rapport de 3 : 2, et que sur les os d'animaux de l'espèce bovine, l'action hydraulique de la balle à chemise métallique n'est qu'environ le 1/3 de celle de la balle de plomb mou. Pour la balle *Rubin*, Bircher porte les limites de la 1re zone à 400^m et bien plus loin pour la balle Hebler. « *Ce que la plus grande vitesse des armes nou-* » *velles ajoute sous le rapport de la pression hydraulique à l'étendue de la*

» *zone est largement compensé par la plus faible déformabilité, et elles se*
» *trouvent ainsi, malgré leur vitesse énorme, dans les tirs rapprochés, n'être*
» *pas, quant à l'action explosive, plus funestes que le fusil Veterli.* »

Pour obtenir une trajectoire rasante, une longue portée et une grande justesse dans le tir, la tactique demande une plus grande vitesse du projectile, qui doit être d'autant plus dur que son calibre est plus petit. On obtient ainsi une percussion plus énergique, au point que le même projectile peut mettre plusieurs hommes hors de combat. Du moment que pour des raisons techniques les balles massives d'acier et de cuivre sont exclues, les balles Compound à chemise d'acier présentent les meilleures garanties contre la déformation, et surmontent le plus sûrement les résistances des objectifs de tir et des abris, tandis que celles à chemise de cuivre sont brisées sur des os longs d'animaux de l'espèce bovine.

Bircher croit que ces dernières ne se déforment et ne déterminent des blessures compliquées que dans des tirs rapprochés, et qu'à plus grande distance elles font des canaux typiques : par suite, la différence entre la balle Compound et la balle à chemise de cuivre a en réalité pour l'homme une bien moindre importance.

Reger n'attend de l'introduction des projectiles de petit calibre une amélioration, au point de vue de l'action explosive, que si, simultanément, on diminue la vitesse ; bien plus, il redoute de plus fortes destructions. « *Si on veut diminuer le calibre il faut du même coup diminuer la charge,* » *sinon la vitesse devient trop grande et l'action encore plus redou-* *bable.* »

Kraske (1) songeant au danger de la balle primitive de Bode à chemise de cuivre nous tient en garde contre une conception trop idéale de l'action bénigne des balles modernes. Un simple calcul montre que la balle la plus idéale peut encore déterminer d'énormes dégâts. Il n'y a pas en effet à songer actuellement à un abaissement du facteur principal de la force vive V^2, et s'appuyant sur les principes de la balistique le tacticien ne renoncera pas aux quantités de vitesse considérables qui lui sont nécessaires pour obtenir une trajectoire tendue, une percussion et une portée plus grandes. « *La balle humanitaire est une utopie.* » D'après *Beck* un revêtement mécanique (chemise) du projectile n'em-

---

(1) Du mode d'action des projectiles modernes. IVe Assemblée internationale des Sociétés de la Croix-Rouge. Karlsrühe du 22 au 17 septembre 1887.

pêche pas sa déformation, « *cette enveloppe non soudée est facilement*
» *arrachée et, quand elle est brisée en morceaux, ne fait que compliquer les*
» *plaies par ses fragments tranchants.* »

Les expériences faites avec la balle Compound-Lebel ne confirment
pas l'opinion de *Bovet* que la solidité du manteau d'acier de la balle non
soudée Hebler est dans tous les cas suffisante pour vaincre les résistances
des parties les plus compactes du corps humain. *Delorme* dit en effet :
« *Dès que la balle à enveloppe métallique subit une faible déformation de*
pointe, son enveloppe se déchire ; la balle se fragmente alors avec la plus
grande facilité en nombreux morceaux, qu'il est difficile de retrouver dans
les foyers de fracture, alors même qu'on l'a mise à découvert par de grandes
incisions. »

Morosow (1), de Kiew, trouve que l'action destructive des projectiles
n'a pas été étudiée avec une exactitude suffisante ; les hypothèses de la
fusion, de l'action en forme de coin sont aussi peu soutenables que la
théorie de l'introduction violente de l'air fortement comprimé, de la
pression hydraulique qui n'a pas seulement été réfutée par *Beck* mais
encore par *Lewschin*. L'action désorganisatrice des balles tient unique-
ment à leur énorme force vive, à leur degré de consistance et à la grandeur de la résistance opposée par les tissus du corps humain. Les balles de
plomb mou, par suite de la facilité avec laquelle elles se déforment quand
elles sont animées d'une grande vitesse, ont sur les os la plus grande
action destructive ; les projectiles cuirassés produisent, il est vrai, des
dégâts moindres, mais en raison de leur vitesse, ce sont eux qui produisent le plus grand nombre de blessures ; ils ne méritent donc pas le nom
de « *projectiles humanitaires.* »

---

(1) Action destructive des projectiles modernes. Compte-rendu de la section
de chirurgie au troisième congrès des médecins russes à St-Pétersbourg.
Janvier 1889.

IV

Expériences de tir sur des chevaux avec le fusil
Mannlicher de 8^m/^{m} M. 1888.
Observations prises sur les cadavres humains.

Pour étudier personnellement la puissance d'action des balles modernes en plomb durci avec enveloppe d'acier, et vérifier les différentes théories sur l'effet du tir, j'ai entrepris au commencement de 1888 des expériences sur le champ de tir de l'arsenal d'artillerie. Je choisis des chevaux vivants, proposés pour l'abattage ; avant tout, l'objectif devait être étendu mort par un coup de feu dans la tête ou dans le cœur, pour pouvoir ensuite atteindre l'un après l'autre les différents organes à toutes distances. Les cadavres ayant été amenés, les uns contre des buttes de sable fin tamisé, les autres dans des plis de terrain gazonnés, nous pûmes ramasser les balles et rechercher de quelle façon elles s'étaient comportées devant les obstacles de degrés divers, tels que le corps de l'animal les présente naturellement.

Bien qu'il faille reconnaître aux expériences de tir sur des blocs de bois de toute nature et de toutes dimensions, sur des plaques de fer, des vessies et des récipients pleins d'eau aussi bien que sur des abris de tous genres et autres objectifs semblables, une haute valeur au point de vue de la puissance de pénétration, de la profondeur à laquelle le projectile s'enfonce, de sa déformation, j'ai cru néanmoins utile à la chirurgie de guerre, et tout en appréciant à leur valeur les résultats obtenus par des militaires et des médecins experts en la matière, de prendre l'organisme animal comme point de départ de mes expériences, puisqu'on y rencontre les conditions les plus naturellement favorables à la solution de la question de l'action des projectiles. Aucun objectif inorganique ne se rapproche autant de la réalité que le corps d'un animal avec ses différents tissus, avec les humeurs et le sang qu'ils contiennent, dont la cohésion et l'élasticité sont à peine modifiées quelques instants après l'extinction de l'activité vitale. Aussi n'ai-je pas suivi l'exemple de certains expérimentateurs qui ont tiré sur des os détachés, sur des organes et sur des boîtes de fer blanc suspendus. Je me suis toujours efforcé de me rapprocher de la réalité, méthode qui présente il est vrai de grandes difficultés, mais qui, à mon sens, donne aux résultats le plus de vérité et de précision. Comme les chevaux qui servaient à nos expériences étaient les uns exténués par la faim, les autres nourris normalement, j'ai pu comparer l'effet du tir sur l'estomac vide avec celui relevé sur un estomac et un intestin pleins, et en même temps l'influence de la vitesse d'arrivée sur la nature et l'extension de la pression hydraulique. M. le lieutenant P. von H. de l'artillerie eut l'obligeance d'exécuter lui-même les tirs nécessaires. Jusqu'à 200ᵐ il tira à pleine charge, à partir de là avec des charges proportionnellement réduites dont il voulut bien faire le calcul et que voici ci-dessous :

DISTANCE DU TIR EN PAS	CHARGE RÉDUITE POUR	
	11 m/m M. 1877 et 1886	8 m/m M. 1888
	en grammes	
600	2.0	2.3
1000	1.5	1.8
1500	1.2	1.5
2000	1.0	1.3
2500	»	1.25

Grâce à la libéralité de l'Institut Vétérinaire militaire, j'ai pu autopsier les animaux dans les salles de dissection de cet établissement ; M. le Professeur I. Czokor voulut bien faire la dissection et se charger de la laborieuse besogne des préparations des pièces. L'examen étant pratiqué sur des cadavres frais, nous avons exclu toute erreur provenant de l'action de la putréfaction ; nos résultats sont donc à l'abri de toute discussion.

Je me suis posé à cette occasion la question de savoir quelle serait l'action du feu des armes de petit calibre contre les attaques de cavalerie. Une série de 15 coups tirés à 600 pas contre un cheval donna ce résultat inattaquable que 10 auraient déterminé la mort immédiate de l'animal ou l'auraient mis hors de combat, soit par perforation d'organes essentiels à la vie (cerveau — cœur — intestin), soit par un fracas osseux qui l'eût arrêté net. Je laisse de côté les blessures des parties molles de la région de l'épaule, du bassin et de la vessie. Même effet se produisit à 1000 pas. Sur 12 coups ayant porté, il y eut 6 blessures mortelles intéressant le poumon, le cœur, les autres ayant déterminé des désordres tels des os ou de l'intestin que sans aucun doute la mise hors de combat en eût été la conséquence. Nous obtînmes ainsi deux fois 66.6 % de coups de même intensité, ce qui justifie bien cette pensée que lorsque des fractions de cavalerie se rapprocheront de la première zone sous le feu rapide des armes à répétition, le nombre des coups mortels ou entraînant l'incapacité de combattre sera encore plus considérable.

Pour les 80 coups qui ont porté, je ne signale que les blessures les plus marquantes, laissant de côté les plaies des parties molles comme moins importantes; j'ai examiné avec la plus grande attention les blessures des os, tant quant aux dimensions du canal dans les parties molles, à la nature et à l'extension des fragments osseux, qu'au point de vue de la réaction réciproque sur le projectile. Encouragé par les progrès accomplis par la chirurgie de l'intestin dans ces derniers dix ans, et pour répondre à l'appel de l'illustre Pirogoff qui s'accusait lui et la plupart des chirurgiens d'armée de désespérer trop vite de la guérison des blessures de l'intestin et de reculer devant des tentatives opératoires qui pourraient conserver la vie aux blessés (Albert) (1), j'ai porté une attention toute spéciale sur les blessures par coups de feu des cavités viscérales. On sait que cette question a été l'objet d'une brillante et vive discussion au congrès des chirurgiens français en mars 1888. Nous ne pouvons plus nous croiser les bras, et nous devons prendre, en face de ces éventualités, l'attitude qui nous sera commandée par les résultats des expériences faites avec la balle de petit calibre.

Pour répondre à cette objection que les indications fournies par le tir sur des animaux (chevaux vivants ou morts) ne sont pas toujours applicables à l'homme, j'ai recherché ce qui se passe en cas de suicide ou de mort accidentelle consécutive à un maniement imprudent des armes à feu. Je remercie ici M. le Chirurgien en chef docteur *A. Veinbach,* qui a mis à ma disposition un certain nombre de procès-verbaux d'autopsie de suicidés, qui m'a permis d'assister aux autopsies et veilla lui-même à la conservation des préparations nécessaires à mes études. J'espère bientôt compléter les résultats acquis par des expériences de tir sur des cadavres humains; j'expose aujourd'hui les particularités anatomo-pathologiques que j'ai relevées, les faisant suivre de quelques réflexions.

---

(1) Traité de chirurgie et d'opérations. — 3e V., p. 75. — Vienne et Leipzig.

RÉSULTATS DES EXPÉRIENCES DE TIR SUR DES CHEVAUX

Expérience 1. — Mannlicher M. 1886, 11 m/m, plomb durci. Charge entière. —
Distance 10 pas. — Objectif: Région frontale et maxillaire supérieure gauches.

Ouverture d'entrée dans la peau ovale et allongée de 12 m/m de diamètre. Bords peu déchiquetés. Au 1/3 supérieur de l'os nasal gauche,
perte de subtance ovoïde (1.5 cent. sur 1 cent.) au bord supérieur de
laquelle la lamelle osseuse antérieure a éclaté. Sur le maxillaire supérieur gauche, au-dessous de la cavité orbitaire, nombreuses esquilles de
diverses grandeurs, unies simplement par le périoste ; cavité de la
grosseur du poing, parois déchirées et largement fendues. Toute la
largeur de la langue à la base est déchirée. La face antérieure du
larynx est ouverte transversalement, trou de 9 m/m sur 11 m/m dans le
cartilage thyroïde droit, rien dans les parties voisines. Orifice de sortie
près de la veine jugulaire droite, déchirée et béante sur une longueur
de 1.5 cent. Hémorragie foudroyante ; mort instantanée.

Expérience 2. — Mannlicher M. 1888, 8 m/m. — Enveloppe d'acier, plomb
durci, charge entière. — Distance 10 pas. — Objectif : Maxillaire supérieur
droit.

Entrée dans la peau ronde et lisse. Canal dans les os, laissant passer
le pouce, tapissé d'esquilles petites et grosses. Sortie à la racine des na-
seaux près de l'orifice d'entrée de la balle de 11 m/m, dont elle se
distingue nettement par sa grandeur.

Expérience 3. — Mannlicher, M. 1888. Charge entière. — Distance 10 pas. —
Objectif : Parties molles de l'encolure.

Plaie pénétrante de la base de l'encolure, au poitrail ; entrée 7 m/m,
sortie 11 m/m, trajet lisse, du volume du petit doigt ; laisse passer
du sang veineux.

Expérience 4. — Mannlicher M. 1886, 11 m/m. Charge entière. — Distance : 10 pas.
— Objectif : Omoplate droite.

Entrée en forme de gouttière. Omoplate brisée en 3 fragments. Orifice de sortie, poitrail, de 12 m/m de circonférence.

Expérience 5. — Mannlicher M. 1888. Charge entière. — Distance 10 pas. —
Objectif : Bras droit.

Entrée 9 ᵐ/ᵐ. Sortie au bras gauche de 2.5 cent. de diamètre, plus de 10 fragments, la plupart sans perioste.

Expériences 6 et 7. — Mannlicher M. 1886. 11 ᵐ/ᵐ. Charge entière. —
Distance 10 pas. — Objectif : Jambe droite et bras gauche.

Les deux coups déterminent de profondes et vastes comminutions ; fragments osseux libres ou unis par du périoste ; orifices de sortié de 2.3 et 2 5 cent. de diamètre ; bords fortement déchirés et remplis d'esquilles.

Expérience 8. — Mannlicher M. 1888. 8 ᵐ/ᵐ. Charge entière. — Projectile
resté entier. — Distance : 100 pas. — Objectif : Région nasale droite.

Entrée ovale, allongée de 13 ᵐ/ᵐ sur 9 ; bords nets, félures superficielles à la périphérie ; trajet allant de D à G et de bas en haut et d'arrière en avant, traverse le cornet inférieur droit, fend irrégulièrement la cloison et se termine par une petite ouverture ronde.

Expérience 9. — Mannlicher M. 1888. 8 ᵐ/ᵐ. Charge entière. — Projectile brisé.
— Distance 100 pas, coup en longueur de dedans au dehors et de bas en
haut. — Objectif : Articulation du coude gauche.

Entrée 10 ᵐ/ᵐ, côté interne de l'articulation ; fracas des extrémités articulaires du coude, de l'humérus e t du sternum, intéresse les parties spongieuses et cartilagineuses ; environ 20 fragments de diverses grosseurs à 0.5 et 3 cent. de distance les uns des autres, quelques-uns maintenus par la capsule articulaire, les ligaments ou le périoste ; six sont dispersés dans le trajet, d'autres ont passé à travers l'orifice de sortie de 4 cent.

Expérience 10. — Mannlicher M. 1888. 8 ᵐ/ᵐ. Charge entière. —
Distance : 10 pas. — Objectif : Poitrine.

Entrée 8 ᵐ/ᵐ ; bord inférieur du lobe inférieur du poumon droit traversé par un canal du volume du petit doigt, ouverture d'entrée étoilée de 1.5 cent. et de sortie presque égale et près de laquelle le feuillet viscéral de la plèvre est enlevé ou déchiré sur un espace de la grandeur d'un thaler ; face antérieure des oreillettes béante ; l'aorte à son origine a subi une perte de substance grande comme un thaler, et présente sur 5 points des déchirures à bords renversés au dehors ; sortie par le 5e côte gauche qui présente des fêlures radiées et une perte de substance de 12 m/m de diamètre.

Expérience 11. — Mannlicher M. 1886. 11 m/m. Charge entière. — Distance : 200 pas. — Objectif : Estomac.

En comparaison avec l'entrée petite que fait la balle de 8 m/m, ici l'entrée frappe par sa dimension 11 m/m. Estomac rempli d'herbe, ayant l'aspect d'un sac bourré à fond, déchiré à sa face antérieure dans l'étendue du creux de la main et présente plusieurs pertes de substance de 2.5 à 3 cent. de diamètre. La muqueuse largement déchirée présente par endroits un profond sillon ; foie déchiré avec fragments épars dans la cavité abdominale. Epanchement de matières alimentaires à travers les blessures de l'estomac et par le trou de sortie de 14 m/m.

Expérience 12-13. — Mannlicher M. 1888. 8 m/m. Charge entière. — Distance : 10 pas. — Objectif : Ventre.

Petite ouverture d'entrée à la peau ; plusieurs anses de l'intestin grêle sont perforées avec trou d'entrée de 10 m/m et trou de sortie de 14 m/m largement béant. Dans les mêmes conditions (intestin vide), la balle M 1886, 11 m/m, donnait 1.5 et 2.5 cent. Rétrécissement net de 2 ouvertures par hernie de la muqueuse. Trou de sortie 9 m/m.

Expérience 14. — Mannlicher M. 1888, 8 m/m. Charge entière. — Distance : 10 pas. — Obj. : Hanche droite.

Entrée 9 m/m, coup tangentiel sur le fémur droit ; arrachement de l'écorce osseuse sur une longueur de 16 cent. et une largeur de 3 à 6. Mise à nu du tissu spongieux sans fracture de l'os dans sa continuité, nombreuses fissures près du col, deux gros fragments triangulaires d'écorce à la périphérie ; sortie à la hanche gauche de 1.8 cent. de diamètre, à bords très déchiquetés ; fragments tranchants et pointus de chemise métallique dans l'os coxal droit.

Expérience 15. — Mannlicher M. 1888, 8 m/m. Charge entière. — Distance : 10 pas. — Obj. : Cuisse droite.

Entrée 8 m/m, sortie à la cuisse gauche de 1.8 cent. à bords dentelés, très déchirés, auxquels adhèrent des esquilles. Broiement étendu des deux os avec innombrables esquilles disloquées.

Expérience 16. — Mannlicher M. 1888. Chargé entière. — Distance 10 pas. —
Obj. : Articulation tibio-femorale droite, tibia gauche.

Entrée 9 m/m, trou de 1.5 cent. au bord externe du tibia (partie spongieuse), fissure de la substance corticale de 7 cent., allant en bas et en arrière. Sortie de 3 cent. sur 2 au centre de la surface articulaire. Le pont de tissu spongieux qui recouvre le trajet de la balle est traversé par une fente qui intéresse le revêtement cartilagineux ; canal en forme de gouttière sur la tubérosité du fémur. Sur le tibia gauche, entrée à 2 travers de doigt au dessous de la ligue épiphysaire; comminution, 3 fragments en forme de coin de 10.5, 15 et 16 cent. de long, dont le plus externe (10.5 cent.) reste seul fixé à la surface articulaire restée intacte, et dont la ligne de séparation en avant et en dehors dépasse la ligne épiphysaire Des lambeaux musculaires et aponévrotiques pendent hors du trou de sortie du tibia gauche qui est totalement rompu dans sa continuité.

Expériences 17-18-19. — Mannlicher M. 1888, 8 m/m. Charge entière. —
Distance 10 pas. — Obj. : Côtes.

1º Trou dans la 7e côte droite (9 m/m sur 8); trois courtes fissures de la table externe, sur la table interne perte de substance de 4 cent. sur 1 ; à côté un fragment pointu reste en rapport avec l'os qui est intact dans sa continuité.

2º Eraflure du bord interne de la 13e côte (2.5 cent. de long sur 1 de profondeur) ; éclatement partiel de la surface interne, corps de la côte non rompu.

3º Fracture avec esquille de la 16e côte près du cartilage. Canal de 1.5 cent. en dedans, de 6 m/m au dehors, limité par quatre fragments irréguliers dont un de 3 cent. qui est mobile.

Expérience 20. — Mannlicher M. 1888. Charge entière. Distance 10 pas. —
Objectif : Cœur.

Entrée dans la peau 11 m/m. Au niveau de l'oreillette gauche, ouverture dans le péricarde, arrondie de 6 m/m, à bords peu déchirés ; près de la pointe et en face du ventricule droit, perte de substance de 10 m/m. A 10 cent. du sillon longitudinal antérieur et à égale distance de la pointe, ventricule gauche ouvert : l'axe longitudinal du trou d'entrée, qui est ovale, forme avec le sillon longitudinal antérieur un angle aigu et mesure 3 cent., son diamètre transversal en mesure 2. De là part une déchirure superficielle du muscle cardiaque de 4.5 cent. de long sur 1 de large, allant en arrière et en bas ; près du muscle papillaire, endocarde déchiré par une étroite éraflure ; sur la cloison, ouverture étoilée à 4 branches de 3 à 3.5 cent. de long, qui s'ouvre sur un orifice de sortie de 3 cent. de diamètre, près du sillon longitudinal postérieur, à 8 cent. de la pointe, ronde, à bords fortement déchirés et fait communiquer les deux ventricules par une boutonnière de 1.5 cent. sur 1. La poitrine renferme le sang épanché par suite de la rupture du cœur, hémorragie qui a déterminé en peu d'instants la mort d'un vigoureux bai brun de 6 ans. Bord inférieur et postérieur du poumon droit traversé obliquement par un canal lisse ; sortie de 12 $^{m/m}$ de diamètre, dans le 7e espace intercostal droit.

Expérience 21. — Mannlicher M. 1888, 8 $^{m/m}$. Charge réduite (de 2.3 gram.) —
Distance : 600 pas. — Obj. : Poumon.

Entrée 8 $^{m/m}$ près de la 7e côte gauche. Le lobe inférieur du poumon gauche présente un orifice d'entrée de 0.5 $^{m/m}$ de diam., conduisant dans un canal de 17 cent. de long, de 1.4 à 2.3 cent. de large, à parois lisses, dans la lumière duquel s'ouvrent quelques terminaisons bronchiques, grosses comme une plume de corbeau ; au 1/3 moyen et interne il y a une bronche principale du volume de l'index et un vaisseau sanguin assez volumineux. Orifice de sortie de 2 cent. sur 1.4 ; le tissu pulmonaire circonvoisin est vide d'air, gorgé de sang et d'une teinte brunâtre. Après avoir traversé le médiastin, la balle atteint le poumon droit, partie inférieure et postérieure, près du diaphragme, y creuse un canal de la capacacité de l'index, fait une ouverture dentelée dans la portion tendineuse du diaphragne et sort du corps à droite par un trou de 1.5 cent.

Expérience 22. — Mannlicher 1888. Charge réduite, balle intacte.   Distance :
600 pas. — Obj. : Intestins.

Entrée dans la peau de 7 $^{m/m}$, près de la partie inférieure du côlon qui porte une ouverture ovale de 1.5 cent. sur 8 $^{m/m}$ et dans le voisinage de laquelle la muqueuse est déchirée et manque ; près du bord supérieur muqueuse déchirée sur 2 cent. de long et 1 cent. de large ; sortie, ronde de 2 cent. de diamètre ; les différentes tuniques se présentent irrégulièrement ; elle est surtout grande à la face péritonéale, tandis

que la muqueuse montre des déchirures et des arrachements irréguliers. Sur le cœcum, à son origine, ouverture d'entrée de 6 cent.
sur 4 cent., à bords irréguliers, et du bord inférieur de laquelle part
vers en bas et en arrière et à droite une gouttière déchirant toutes les
tuniques, sauf la séreuse qui est néanmoins rompue sur 3 points formant
une sorte de pont en toile d'araignée entre le trou d'entrée et celui de
sortie. En face de cette gouttière la muqueuse du cœcum est déchirée
sur 6 cent. de long et 0.5 de large : le trou de sortie sur le cœcum
mesure 7.5 cent. de diamètre; il est obstrué par des détritus alimentaires qui se retrouvent dans la cavité abdominale près du trou d'entrée et
plus loin dans un canal musculaire du volume du pouce creusé dans le
muscle carré des lombes. Les bords du trou de sortie sont lisses et
minces : dans son voisinage la muqueuse est déchirée par places.
Les masses musculaires apparaissent à différents niveaux dans le
canal musculaire qui s'ouvre près de l'os iliaque.

Expérience 23. — Mannlicher M. 1888. Charge réduite. Enveloppe d'acier

déroulée, trouvée détachée dans le cerveau près de la selle turcique. —

600 pas. — Objectif : Crâne.

Entrée de 10 $^{m}/^{m}$ de diamètre à l'oreille gauche; la balle passe
derrière l'apophyse styloïde et atteint le rocher gauche qui est brisé en
plusieurs fragments, avec perte de substance de 3 travers de doigts.
Pont de varole détaché de la masse cérébrale et réduit en bouillie ainsi
que la moelle allongée. Le trou de sortie est près de la région maxillaire droite à 8 cent. en avant du bord postérieur du masseter et à
10 cent. de l'os zygomatique; il mesure 2 cent. sur 1.8 de diamètre ; à
sa sortie de l'os il est du volume de 2 doigts. Il renferme de nombreuses
esquilles de 0.5, 1.4 cent. sur une étendue de 5 cent. La masse principale du cerveau et de la voûte cranienne est restée intacte.

Expérience 24. — Mannlicher M. 1888. Charge réduite. — Distance :

600 pas. — Objectif : Encolure.

Orifice d'entrée petit, os hyoïde fracassé ainsi que l'apophyse
styloïde gauche , l'aile gauche de l'atlas est brisée en 3 morceaux ; les
condyles de l'occipital sont éraflés. Orifice de sortie dans les parties
molles de l'encolure à droite, 12 $^{m}/^{m}$ de diamètre.

Expérience 25. — Mannlicher M. 1888. Charge réduite. Perte et déchirure du manteau d'acier, déformation du noyau de plomb. — Distance : 600 pas. Objectif : Omoplate gauche :

Entrée oblique. L'omoplate manque de périoste sur une longueur de 5 cent., elle est noircie par de la poussière de plomb. Vers le milieu du bord postérieur de cet os, gouttière du volume de la moitié du petit doigt. Les muscles de l'épaule sont traversés par un canal long, dépassant par places le calibre de la balle de 4 à 6 $^{m/m}$. Sortie de 12 $^{m/m}$ au garrot.

Expérience 26. — Mannlicher M. 1888. Charge réduite. Rupture de l'enveloppe d'acier et du noyau de plomb. — Distance : 600 pas. — Objectif : Avant-bras gauche, 1/3 supérieur.

Dans la peau, orifice d'entrée de 13 $^{m/m}$, bords peu déchirés ; dans sa face interne sont enclavés 5 fragments osseux gros comme un pois ou une fève ; tissu cellulaire sous-cutané coloré en brun rougeâtre sur un espace grand comme une pièce de 4 kreutzers et relâché ; trajet du volume de l'index. L'os de l'avant-bras est brisé en 10 morceaux plus ou moins grands, libres, dont les plus grands ont 8 cent. de long sur 3 cent. de large. Orifice de sortie (grandeur 1 thaler) rempli de lambeaux de parties molles. Au milieu des esquilles, fragments aigus et allongés de l'enveloppe d'acier détachée. Près de l'avant-bras droit, orifice d'entrée de 1.5 cent., au fond duquel l'os privé de périoste sur 10 cent. de large est à nu et porte une éraflure noirâtre. Le noyau de plomb est brisé en un grand nombre de fragments, les uns en forme de disques, les autres de grenaille épars dans les tissus environnants.

Expérience 27. — Mannlicher 1888. Charge réduite (1.8. gr.). — Distance : 1000 pas. — Région masseterine droite.

Sur le milieu de cette région, entrée dans la peau de 8 $^{m/m}$, allongée, en forme de fente, à bords déchirés ; dans le muscle canal inégal, tantôt étroit, tantôt large de 2.5 cent., divisé par les cloisons intramusculaires qui paraissent moins déchirées que le muscle proprement dit. A la base de l'apophyse coronoïde, sur le maxillaire inférieur, ouverture ronde de 1 cent. de diamètre, d'où part une fissure allant vers l'articulation. L'apophyse coronoïde gauche est brisée : dans l'inté-

rieur du canal qui traverse le masseter gauche nombreuses esquilles
éparses. Près de l'arête zygomatique, le trajet se termine par une sortie
à bords déchirés et poussés vers le dehors.

*Expérience 28. — Mannlicher M. 1888. Charge réduite. — Distance :
1000 pas. — Objectif : Base du Crâne.*

Trou d'entrée rond de 6 $^{m}/_{m}$ de diamètre, dans la peau, tout
près et au-dessous de l'apophyse du maxillaire inférieur droit ;
par un canal musculaire de la largeur du petit doigt, à parois irrégulièrement fendues, la balle passe à travers l'apophyse articulaire, la
poche gutturale, fend la base du crâne près du foramen opticum, et
passant derrière la grande corne de l'os hyoïde, sort à un travers de main
au-dessous de l'oreille gauche par un trou de 2.5 cent. de long sur
1 cent. de large, près duquel on trouve des esquilles plates dans le
canal musculaire. Masse cérébrale intacte.

*Expérience 29. — Mannlicher M. 1888. Charge réduite. — Distance :
1000 pas. — Objectif : Région parotidienne.*

A la région parotidienne droite, à 5 cent. au-dessous et en arrière
de l'entrée décrite plus haut, 2e ouverture de 8 $^{m}/_{m}$ de long sur 6 de
large, par où l'on pénètre dans un étroit canal creusé dans le tissu de la
parotide. Près de la grande corne de l'os hyoïde, la balle pénètre dans
la poche gutturale, fracasse l'apophyse articulaire du maxillaire inférieur gauche, broie la parotide gauche avec perte de substance grande
comme une pièce de 6 kreutzers. Sortie à 5 centimètres en avant de
l'oreille gauche par une boutonnière de 1 cent. sur 8 $^{m}/_{m}$. Véhémente
hémorragie nasale.

*Expérience 30. — Mannlicher M. 1888. Charge réduite. — Distance :
1000 pas. — Objectif : Omoplate droite.*

Au 1/3 supérieur de l'omoplate droite, dans la peau, entrée de
8 $^{m}/_{m}$ sur 9 $^{m}/_{m}$ suivie d'un canal musculaire du volume du pouce et
d'un trou dans l'omoplate. Sans ouverture de la cavité thoracique, la
balle après avoir passé entre les apophyses épineuses des premières
vertèbres dorsales, sort à 15 cent. au-dessus du bord supérieur de
l'omoplate gauche par une déchirure musculaire remplie de sang avec
trou à la peau de 3 cent. sur 2.

Expérience 31. — Mannlicher M. 1888. — Charge réduite, balle rompue. — Distance : 1000 pas. — Objectif : Avant-bras droit.

A l'extrémité inférieure de l'avant-bras droit, pénétration dans la peau par ouverture de 8 ᵐ/ᵐ et trou de même grandeur à travers l'aponévrose ; tendon fendu sur 1.5 cent. de long et 1 cent. de large. Dans le tissu musculaire, cavité de la grandeur d'une pièce de 4 kreutzers, à bords irréguliers et déchirés profondément. Os brisé en 25 ou 30 morceaux, au milieu desquels sont épars des graviers osseux et des fragments de la balle totalement rompue ; le plus gros morceau de plomb pèse 2 grammes. On ne trouve que de petites parcelles de la chemise. Articulation intacte. L'orifice de sortie dans la peau mesure 2 cent., totalement obstrué par des esquilles pointues. Les petites ouvertures d'entrée et de sortie ne permettaient pas de prévoir des dégâts aussi étendus.

Expérience 32. — Mannlicher M. 1888. Charge réduite, projectile légèrement déformé. — Distance : 1000 pas. — Objectif : Cœur et poumon. Coup mortel.

Entrée à droite au-dessus de la pointe de l'ars, par ouverture de 8 ᵐ/ᵐ, la balle traverse le sternum par un trajet rugueux, ouvre le péricarde près de la pointe du cœur ; une ouverture du volume de la pointe du petit doigt conduit dans le ventricule gauche ; la balle rase l'endocarde, pénètre à 3.5 cent. dans la paroi gauche du ventricule, qu'elle fend dans toute sa longueur de dedans en dehors, l'endocarde compris, laissant la face externe du ventricule intacte. Le canal musculaire dans le cœur a 18 cent. de long sur 3.4 cent. de large et de 2 à 3 cent. de profondeur, parois rugueuses. Après avoir touché la valvule mitrale, elle perfore l'oreillette et atteint le poumon gauche par une ouverture oblique de 3 cent. sur 1 cent., y creusant un trajet du volume du pouce à parois inégales, desséchées, dans lequel s'ouvrent de nombreux vaisseaux et tuyaux bronchiques. Sur une étendue de 15 à 20 cent., le tissu pulmonaire circumvoisin est vide d'air, d'une coloration rouge foncé, gorgé de sang, d'une dureté hépatique, faisant penser à un infarctus hémorragique. La sortie sur la plèvre est en forme de fente de 4 cent. sur 2 ; dans la peau elle est de 2.5 cent. sur 1.5 ovale, allongée, au-dessus de l'omoplate gauche. Dans ce cas, une légère déformation du manteau d'acier a déterminé dans les tissus de plus grands désordres que ceux qui ont été observés dans un coup de feu analogue à 10 pas et où la balle n'a subi aucun tassement.

Expérience 33. — Mannlicher M. 1888. Charge réduite. — Distance : 1000 pas.
Projectile intact. — Objectif : Estomac.

Entré à la hauteur de l'insertion de la 4e côte droite, le projectile pénètre par une ouverture de 8 ^{m/m} dans l'estomac fortement rempli de matières alimentaires ; à la face antérieure et près de la région œsophagienne on trouve dans le revêtement séreux une boutonnière de 1 cent. à bords irréguliers. Un canal oblique traversant successivement les différentes enveloppes conduit dans la cavité stomacale par un orifice de 2 cent. de long sur 1 de large, près duquel la muqueuse est enlevée environ deux fois autant que la séreuse (*Observation typique pour l'entrée dans le tube intestinal*). A la face postérieure, dans la région œsophagienne qui porte un épithélium blanchâtre et se détache bien du reste de l'estomac, ouverture de 2.5 cent. de long sur 1 de large, à bords déchirés, autour de laquelle la surface épithéliale blanche forme au dehors un véritable bourrelet. La perte de substance de la séreuse est de 3 cent. de diamètre. Les rapports de grandeur des orifices dans la séreuse et dans la muqueuse, déterminent nettement la marche du projectile. A gauche et derrière le garrot, au-dessus de l'omoplate, ouverture de 1 cent. remplie de fragments osseux et donnant passage à des gaz de l'estomac. Traces de matières stomacales dans la cavité abdominale.

Expérience 34. — Mannlicher M. 1888. Charge réduite, projectile intact. —
Distance : 1000 pas. - Objectif : Intestin.

Au niveau de la dernière vraie côte droite, trou d'entrée rond, à l'emporte-pièce, bords lisses de 8 ^{m/m}, poils renversés en dedans. A la pointe du cœcum plein, trou d'entrée de 10 ^{m/m} rond, bords amincis : à la face interne la muqueuse est déchirée et enlevée sur une surface deux fois plus grande, de même la perte de substance de la couche musculaire est double de celle de la séreuse. A la paroi opposée la muqueuse est déchirée sur l'espace de 1 kreutzer, comme la tunique musculaire : le trou de sortie sur la séreuse située près du sillon longitudinal est de 14 ^{m/m}, rond, mince et à bords lisses. Entre les deux ouvertures, la muquense est détachée dans une étendue de 3.5 cent. sur 2.5. Sur le côté droit du côlon, ouverture ronde de 1 cent., le trou de la muqueuse est trois fois plus grand ; elle est détachée vers en haut sur une étendue de 5 cent. Le trou de sortie dans la séreuse a 2.5 cent. sur 1.5, la muqueuse est trouée comme un crible et en partie retroussée autour des bords à l'extérieur. Dans la couche musculaire la largeur augmente graduellement, d'où une sorte de tronc de cône à base dirigée en dehors vers la sortie. Dans la cavité péritonéale, traces de matières intestinales. Au milieu de la croupe, orifice de sortie de 3.5 cent. de diamètre avec déchirure de la peau sous forme de lambeau.

Expérience 35. — Mannlicher M. 1888. Charge réduite. — Distance :
1000 pas. — Objectif : Os iliaque.

Trois coups de feu dirigés contre la vessie, en passant entre les mamelles, ont donné des trous d'entrée ronds de 7 à 8 $^{m/m}$ avec comminution de l'os iliaque ; la vessie n'a pas été atteinte ; elle fut retrouvée vide et intacte. Les trous de sortie variaient entre 2 et 2.6 cent.

Expérience 36. — Mannlicher M. 1888. Charge réduite, balle déformée. —
Distance : 1000 pas. — Objectif : Hanche droite.

Au niveau de la hanche droite, trou rond à bords lisses de 9 $^{m/m}$ de diamètre. Fémur droit fracassé au grand trochanter, ainsi que l'os iliaque gauche, fragments très nombreux. Dans l'épaisse couche musculaire, canal de la capacité de 2 doigts avec vaste extravasat sanguin. Entre l'aponévrose et la peau, à la hanche gauche, on retrouve le projectile allongé, aplati, dont le manteau est déchiré, par endroits déformé ou détaché : perte de poids de 1 gramme environ.

Expérience 37. — Mannlicher M. 1888. Charge réduite. Manteau d'acier et
noyau de plomb brisés. — Distance : 1000 pas. — Objectif : Jambe
gauche.

Au milieu de la partie inférieure de la jambe gauche, ouverture dentelée de la peau de 8 $^{m/m}$ et ronde de 1.5 cent. dans l'aponévrose. Le tibia et l'os styloïde sont brisés en 12 gros fragments pointus et en une infinité d'autres petits. Les vides osseux sont remplis d'esquilles, de lambeaux musculaires confondus avec la moelle osseuse. Dans le canal creusé dans les muscles de 4 cent. de large sont épars de nombreux fragments osseux : ce sont principalement des débris d'écorce, de la grosseur d'un grain de semoule à celle d'une amande ; la chemise d'acier est complètement enlevée et ses restes remplissent le trou de sortie à la face postérieure du membre d'où pendent aussi des lambeaux musculaires. La trame du tissu cellulaire sous cutané renferme de nombreux débris osseux, de la grenaille de plomb et des fragments de l'enveloppe. Ouverture de sortie de la peau étoilée à 3 branches, de 1.5 cent. de long sur 1 de large, noircie par de la poussière de plomb.

Expérience 38. — Mannlicher M. 1888, charge réduite. — Distance :
1000 pas. — Objectif : Jambe droite.

Entrée de 8 $^{m/m}$ dans la peau et l'aponévrose, de 1.2 cent. dans le muscle. Le 1/3 inférieur de l'os est brisé en 4 gros morceaux à arêtes aiguës. Perte de substance musculaire de la grandeur de 1 thaler. Bords largement déchirés. Sortie dans la peau de 1.2 cent. de diamètre.

Expérience 39. — Mannlicher M. 1888. Charge réduite, 1.5 gr. —
Distance : 1500 pas. — Objectif : Cœur.

Entrée à gauche dans le 5ᵉ espace intercostal près du sternum, ovale, allongée, 5 à 6 $^{m/m}$ de diamètre. Sortie 1 cent. Projectile intact, empreintes distinctes de rayures.

Le ventricule gauche près de la pointe présente une ouverture de 8 $^{m/m}$; à la face opposée, orifice de sortie de 4.5 cent. de long sur 1.2 de large, à bords fortement entamés. Le cœur droit n'est pas atteint; le muscle cardiaque est fortement contracté : les 2 cavités sont absolument vides et à la coupe transversale on reconnaît la configuration étoilée du cœur gauche et celle en forme de boutonnière du cœur droit. Partie du sang épanché se trouve à l'état liquide dans la cavité thoracique; le péricarde renferme un caillot volumineux qui en bouche l'ouverture.

Expérience 40. — Mannlicher M. 1888. Charge réduite. — Distance :
1000 pas. — Objectif : Côté gauche de la poitrine.

Entrée de 8 $^{m/m}$ au milieu de la 10ᵉ côte gauche perforée par un trou de 1 cent., bords repoussés en dedans; l'os est intact dans sa continuité. Après son passage à travers le diaphragme par une ouverture interne de 1 cent. et externe de 1.5 cent., le projectile est sorti à droite par le 10ᵉ espace intercostal, laissant derrière lui un trajet musculaire de la grandeur d'un kreutzer : trou de sortie dans la peau 12 $^{m/m}$.

Expérience 41. — Mannlicher M. 1888. Charge réduite, manteau d'acier
détaché. — Distance : 1500 pas. — Objectif : Avant-bras gauche.

Entrée 5 $^{m/m}$, lisse et ronde; sortie de 1.4 cent., à bords déchirés et retroussés au dehors. L'os de l'avant-bras est brisé en une infinité de fragments de 5 à 6 cent. de long, de 3 cent. de large, la plupart libres, au milieu desquels se retrouve la chemise d'acier irrégulièrement déroulée.

Expérience 42. — Mannlicher M. 1888. Charge réduite, projectile déformé. —
Distance : 1500 pas. — Objectif : Avant-bras gauche.

Entrée dans la peau à un travers de main au-dessus du genou. Pas de trou de sortie. L'os est fracassé dans une étendue de 14 cent., fendu dans toute sa longueur ; le trajet dans les parties molles est rempli de moelle osseuse. Sous la peau le projectile se trouve ployé et en plusieurs points le manteau d'acier est profondément déprimé.

Expérience 43. - Mannlicher M. 1888. Charge réduite, projectile fendu. —
Distance : 1500 pas. — Objectif : Omoplate droite.

Entrée 8 ^m/m. Sortie 14 ^m/m. Dans l'épaisseur des muscles de l'épaule, trajet à parois rugueuses, du volume du pouce, au fond duquel l'omoplate, à un travers de main au-dessus de l'articulation de l'épaule, est brisée en une infinité de fragments aigus maintenus par le périoste. Dans le trajet de sortie est enfoncé un fragment de plomb de la forme d'une pièce de monnaie.

Expérience 44. — Mannlicher M. 1888, charge réduite. — Distance : 1500
pas. — Objectif : Intestin.

Entréc au côté droit du ventre de 6 ^m/m. Sortie à gauche de 10 ^m/m. A la partie supérieure droite du côlon, orifice d'entrée de 8 ^m/m, à la partie inférieure duquel la muqueuse est enlevée sur un espace de 3 cent. Orifice de sortie allongé mesurant 3 cent. dans la séreuse, 4 dans la muqueuse avec dégagement de gaz et de matières intestinales. Comme sur l'orifice d'entrée les bords dentelés sont détachés. Sur la séreuse ils sont inégaux, dentelés. Tandis que le reste du côlon et l'estomac sont distendus par des gaz, le premier au voisinage du trou fait par le coup de feu est aplati.

Expérience 45. — Mannlicher M. 1888. Charge réduite. — Distance :
1500 pas. — Objectif : Genou gauche.

La balle passe au-dessus de la surface articulaire supérieure du genou gauche, dans la direction de la ligne épiphysaire en travers de gauche à droite ; canal étroit (10 ^m/m à l'entrée, 9 à la sortie). La portion spongieuse et le revêtement cartilagineux sont rompus en fragments nombreux et irréguliers ; ceux de la portion spongieuse ne sont pas disloqués.

Expérience 46. — Mannlicher M. 1888. Charge réduite, 1.3 gr. — Distance : 2000 pas. — Objectif : Articulation du jarret.

Le jarret gauche présente plusieurs fragments intimement unis par des débris de ligaments, à travers lesquels le projectile a passé pour atteindre le calcaneum où il est resté enfoncé à une profondeur de 2 cent. Il est déformé en masse, rouillé. Il est impossible de le dégager sans élargir le canal.

Expérience 47. — Mannlicher M. 1888. Charge réduite, projectile fracassé. — Distance : 2000 pas. — Objectif : Jambe gauche.

Le projectile pénètre par un trou de 7 $^{m/m}$, fracasse l'os de la jambe au-dessus de l'articulation astragalienne en 5 morceaux (2 grands, 3 petits). Il se brise lui-même en nombreux morceaux, les uns gros comme de la grenaille, les autres en forme de disques à bords tranchants, épars dans un canal musculaire large et à parois déchirées.

Expérience 48. — Mannlicher M. 1888. Charge réduite, projectile rompu. — Distance : 2000 pas. — Objectif : cuisse droite.

Ouverture dans la peau 8 $^{m/m}$; le projectile effleure l'os au-dessus de l'articulation tibio fémorale, laissant l'écorce osseuse dépouillée de périoste et noircie; il se rompt totalement en fragments dont les uns remplissent le canal musculaire, et les autres s'échappent au dehors par une ouverture de 14 $^{m/m}$ à bords déchirés.

AUTOPSIES DE SUICIDÉS ET HOMMES MORTS PAR ACCIDENTS

Observation 1. — Verndl M. 1877, 11 $^{m/m}$, plomb mou. — Distance : Suicide à bout portant. — Objectif : Cou.

A 2 cent. de la pomme d'Adam, peau noircie, plaie transversale de 3 cent. sur 16 $^{m/m}$, à bords déchiquetés et légèrement renversés en dedans et dont le bord inférieur est noirci jusqu'au 1er anneau de la trachée; dans la nuque, plaie dirigée de haut en bas, d'une longeur de 8 cent., béante de 4 cent. en son milieu, terminée en haut et en bas par un angle aigu où les bords sont nets, tandis qu'ils sont déchiquetés au milieu. Les parties molles voisines sont déchirées et gorgées de sang. La colonne vertébrale a été traversée de part en part et détruite; au fond de la plaie qui communique avec celle de la partie antérieure, on trouve de nombreuses esquilles : il manque environ 3 cent. de moelle épinière. Les vertèbres situées au-dessous du trajet sont brisées de diverses façons à leur partie postérieure. Les cartilages thyroïdes sont séparés l'un de l'autre, l'épiglotte a disparu et les muscles de la région antérieure sont dissociés par le sang épanché.

Observation 2. — Mannlicher M. 1888. Balle enfoncée à 9 cent. de profondeur dans le mur. — Distance : 3 pas. Accident. — Objectif : Côté droit du corps.

A la partie externe du biceps droit, plaie ovalaire de 14 $^{m/m}$ de grand diamètre, de 10 $^{m/m}$ de petit, à bords noircis, desséchés et nets. A la partie interne 2e blessure semblable de 11 $^{m/m}$ sur 8 ; elles communiquent par un canal de 4 cent. de large et 5.5 cent. de long à travers la masse du biceps.

A la hauteur du 8e espace intercostal blessure de 1 cent., recouverte de sang coagulé rouge sombre, à bords nets et desséchés. Au fond les muscles sont gorgés de sang et l'espace intercostal est traversé par un canal de 2.5 cent. de long sur 1 de large.

Au côté gauche de la poitrine, à 16 cent. au-dessous de l'angle de l'omoplate, plaie ronde de 1 cent. garnie de sang desséché; dans la profondeur les muscles sont déchiquetés et sanglants. Dans le 11e espace intercostal, canal de 13 $^{m/m}$ sur 8.

La cavité thoracique à droite est remplie de sang de couleur foncée. A droite et dans la portion musculaire, ouverture ronde de 1 cent. à bords nets dans le diaphragme. Dans la cavité abdominale, sang liquide et caillots, principalement dans le petit bassin, autour du foie, de l'estomac, du cœcum et de la rate. A la face supérieure du lobe droit du foie, déchirure étoilée de 11 cent. sur 8 : un canal du volume de l'index traverse le parenchyme hépatique et arrive à la face inférieure du lobe droit et se termine par une déchirure à trois branches de 9 cent. de long.

La capsule du rein droit est enveloppée de sang : le rein lui-même est déchiré à la partie supérieure de sa face postérieure. Les attaches des muscles lombaires sont rompues; la 1re vertèbre lombaire est traversée par un canal étroit d'où partent des fissures radiées qui en divisent le corps en fragments irréguliers.

Observation 3. — Mannlicher M. 1888. — Distance : suicide à bout portant. —

Objectif: Ventre et poitrine.

Au dessous de l'arcade costale droite, sur un espace de 10 m/m, on trouve la peau d'un brun sombre, desséchée, parcheminée ; au centre ouverture de 4 m/m à bords irréguliers, machurés, noircis ; les parties voisines sont dans la profondeur gorgées de sang ; le muscle droit de l'abdomen est ouvert par une fente de 2 cent. de long ; le péritoine présente une fente nette de 4 cent. Au milieu de l'espace qui sépare le bord interne de l'omoplate et les apophyses épineuses de la colonne vertébrale trou de 5 m/m, rond à bords dentelés d'où s'écoule du sang.

A droite du ligament triangulaire et tout près de celui-ci le tissu du foie est déchiré de haut en bas, profondément, sur un espace de 12 cent. ; cette déchirure se ramifie plus ou moins dans diverses directions. Le diaphragme près du ligament suspenseur du foie est traversé par une perforation ronde et nette.

Le péricarde à droite et à son implantation sur le centre phrénique est traversé par un trou de 12 m/m de long sur 6 m/m de large ; il est rempli de caillots. A la face postérieure du cœur, près du bord droit, la base du ventricule présente une ouverture quadrangulaire de 1.5 cent. de long sur 1 cent. de large à bords légèrement dentelés. A la face postérieure de l'oreillette droite, ouverture dentelée de 14 m/m de long sur 2 cent. de large, de droite à gauche. Sur la face postérieure de l'aorte descendante, à peu près à la hauteur de la 4e vertèbre dorsale, déchirure nette de toute l'épaisseur de la paroi, dans le sens de gauche à droite et de haut en bas, de 1.5 cent. de long, recouverte au dehors de tissu conjonctif infiltré de sang.

A la même hauteur, sur la face antérieure de l'œsophage, perforation de 15 m/m et une autre de 18 m/m à la face postérieure. Après avoir déchiré le ligament prévertébral en forme de boutonnière, de 1 cent. de large, ouvert le canal médullaire en fracassant une vertèbre, le projectile opéra sa sortie comme nous avons vu plus haut et alla s'enfoncer à plusieurs centimètres dans une poutre du plafond.

4

Observation 4. — Mannlicher, M. 1888, 8 m/m. — Projectile déchiré. —
Distance : suicide par coup de feu dans la bouche. — Objectif : Face et crâne.

Au milieu de la portion chevelue de la région frontale, plaie irrégulièrement quadrilatère de 16 m/m de diamètre, à bords déchiquetés, légèrement renversés en dehors et dont le fond est constitué par les débris du fracas des os du crâne. Le long de la face dorsale du nez, plaie de 8 cent., large en son milieu de 1 cent. bords nets, avec angle aigu aux deux bouts, au fond de laquelle on sent l'os du nez mobile. Le frontal est fendu en divers sens jusqu'à la suture coronale : un fragment osseux triangulaire est complètement détaché des parties voisines : du rebord de la cavité orbitaire du côté gauche part une fissure qui va jusqu'à la ligne temporale. Les enveloppes du cerveau près du lobe antérieur sont déchirées à droite : le cerveau à la face inférieure du lobe frontal est noirci, l'extrémité antérieure de la circonvolution droite est en bouillie. Les nerfs optiques sont déchirés près du chiasma, ainsi que l'artère sylvienne droite. A la base du crâne les os sont fracassés, au point que la moitié gauche paraît tout à fait mobile. La fracture traverse la selle turcique, se dirige en arrière vers la face antérieure du rocher gauche qu'elle croise en avant du labyrinthe. La crista-galli est isolée ; le regard passe dans la cavité nasale, dont les parties provenant du maxillaire supérieur sont mobiles, car cet os est fracassé, la voûte palatine manque. A la face supérieure de la langue, deux déchirures en 1/2 lune de 0.5 cent. de profondeur.

Le projectile alla s'enfoncer dans un mur de briques et se brisa.

Observation 5. — Mannlicher M. 1888. — Distance 2700 pas. — Accident. —
Objectif : Crâne.

Entrée à 0.5 cent. au-dessus du bord postérieur droit de la coiffure de la grandeur d'un pois avec trois déchirures divergentes; à la région occipitale le cuir chevelu est traversé par un trou large de 6 m/m ; fente crânienne de 1 cent. de large au milieu de la branche droite de la suture lambdoïde, presque ronde et à bords dentelés ; déchirures irrégulières des méninges ; le lobe inférieur droit du cerveau est traversé ; sillon à la surface du cervelet ; éclatement du rocher gauche.

A l'autopsie, le projectile put facilement être extrait des débris du rocher ; on remarqua deux dépressions très nettes sur l'enveloppe de la balle. Ce coup atteignit un homme du 23e bataillon de chasseurs, qui tomba foudroyé au moment où le détachement dont il faisait partie pendant une manœuvre marchait dans un chemin situé à 2300 pas du terrain de tir ; on admit que la balle venait du terrain de tir où à ce moment on exécutait un feu à 400 pas.

Observations 6. — Mannlicher M. 1888. — Projectile aplati, manteau d'acier fendu et en partie détaché. — Distance : suicide à bout portant. — Objectif : Poitrine.

A la hauteur du mamelon gauche, sillon transversal de 1 cent. de large, brun désséché au côté externe duquel existe une plaie exactement ronde de 7 m/m à bords noircis, légèrement enfoncés vers en dedans. Elle se continue à travers le grand pectoral dont les faisceaux sont déchirés directement sur une étendue de 4 à 5 cent. et détachés des côtes, tout près du bord inférieur du cartilage de la 4ᵉ côte et du bord gauche du sternum.

A la face postérieure du tronc, à un travers de doigt au-dessous de l'angle de l'omoplate, plaie de 5 m/m, ronde, à bords un peu effilochés. Tout autour le tissu cellulaire sous cutané et le tissu musculaire sont disséqués par le sang. Le canal s'ouvre dans la cavité thoracique par un trou rond de 1.5 cent., de la grosseur de l'extrémité du doigt, près du bord supérieur de la 9ᵉ côte très finement broyée.

A la face antérieure du péricarde, le tissu conjonctif est gorgé de sang ; à sa paroi antérieure et supérieure, le péricarde présente une perforation de 6 m/m, ronde, à bords nets ; il est rempli de sang liquide. A la face antérieure du cœur et près de la cloison interventriculaire, ouverture allongée, déchirure de 3 cent. de long qui conduit dans le ventricule droit, la cloison est fendue à la partie supérieure sur une étendue de 5 cent. A la partie postérieure de l'oreillette droite, ouverture ovale à bords nets, se continuant sur la face dorsale du péricarde : canal de 2 cent. sur 1 passant à travers le lobe inférieur du poumon droit. La cavité thoracique renferme une masse de sang partie liquide, partie coagulé.

Les vêtements sont roussis près de l'orifice d'arrivée et ont subi une perte de substance de la grandeur d'un thaler à bords largement déchirés ; à la sortie il y a des trous simples.

ANALYSE DES LÉSIONS DÉTERMINÉES PAR LE PROJECTILE
MANNLICHER 8 m/m.

De l'examen de mes essais de tir sur des chevaux, et de mes observations sur des suicidés, ou sur des blessés par coups de feu, découlent les faits suivants :

1e — *Les orifices d'entrée* de la balle Mannlicher 8m/m sont ordinairement plus petits que ceux de la balle de 11m/m du système Verndl 1877 et Mannlicher 1886. Dans des tirs rapprochés, en des points où l'élasticité de la peau est considérable, à la paroi abdominale antérieure par exemple, ils descendent jusqu'à 4 m/m de diamètre, et peuvent à peine être distingués de ceux d'une balle de revolver. L'ouverture est étoilée, rayonnée ou toute ronde, à bords lisses, unis, quelquefois taillés en biseau et comme enlevés à l'emporte pièce. A bout portant (suicide) au centre ou sur le limbe on trouve la peau parcheminée, brûlée et noircie par la poudre ; à la distance de 1 à 10m/m elle est limitée par une auréole noirâtre de 1 à 3m/m de large, qui ne doit pas être considérée comme le signe d'une brûlure par la balle échauffée, mais comme l'expression de la machùre énorme et de la mortification des tissus. Cette opinion est d'autant plus plausible, que par-ci par-là, on trouve la même coloration à l'orifice de sortie. (Ob. 2).

Tandis que le diamètre de l'ouverture d'entrée, en de-çà de la première moitié de la zone explosive, oscille entre 5 et 9m/m, et que cette dernière grandeur est presque la règle partout où des parties osseuses servent de soutien à la peau, à plus grandes distances ce diamètre mesure 8 à 11m/m, dimension qui n'est dépassée qu'exceptionnellement. Si la balle ne frappe pas à angle droit, l'orifice d'entrée prend tantôt une forme ovale allongée, tantôt celle d'une gouttière étenduc, et on observe plus nettement le renversement en dedans des bords de la peau et des poils que dans les orifices régulièrement arrondis. Dans les coups explosifs, on vit de petites esquilles retenues dans les orifices d'entrée, ou des lambeaux de parties molles pendre hors de cet orifice dont les bords étaient renversés. Sur les tendons, les fascias, les ligaments j'ai trouvé parfois des ouvertures en forme de fente, de simples écartements de fibres ou de petites perforations correspondant rarement au calibre de la balle, ne le dépassant jamais, condition qui se retrouve dans les aponévroses intramusculaires, tandis que dans la substance musculaire, même à petite distance, les canaux dépassèrent 3 et même 4 fois le calibre du projectile. Il ne s'est pas produit d'orifice d'entrée par renversement de la balle.

2º — *Les orifices de sortie* ont varié entre 11^{m}/m et 4^{cm} de diamètre ; ils apparaissaient les plus grands dans les coups sur les os ; en deçà de la première zone on y trouvait régulièrement des esquilles, leurs bords étaient renversés au dehors et déchirés de toutes façons. Trois fois la lumière de l'orifice fut obstruée par l'enveloppe de la balle détachée ; à petite distance on y rencontra des parties musculaires et des matières intestinales ; il y eut régulièrement des excavations de la grandeur d'un thaler jusqu'à celle de la paume de la main, à parois irrégulières, fissurées dans l'intérieur des couches musculaires, avec extravasats sanguins se propageant au loin dans les gaines musculaires, sous les aponévroses et dans le tissu cellulaire sous-cutané. Une fois sur 80 coups, la balle déformée (E 36) après avoir divisé en nombreux fragments le fémur droit au trochanter et l'osiliaque gauche demeura sous la peau ; une autre fois (E 42) on la trouva sous la peau après avoir à 1.500 pas brisé avec esquilles l'avant-bras droit ; une fois enfin à 2.000 pas elle resta enclavée dans le calcaneum. A part cela et à toutes les distances il y eut des trous de sortie, et les balles surmontèrent sans difficulté des obstacles multiples, comme par exemple les os des deux bras (E 5), les deux hanches (E 14) les deux fémurs (E 15), le genou droit et la jambe gauche (E 16) ; dans les coups à bout portant elles traversèrent les organes les plus variés, dans le sens de l'axe longitudinal ou transversal du corps, tels que paroi abdominale, foie, diaphragme, cœur, œsophage, sternum, vertèbre (obs. 3) laissant derrière elles des blessures et des ouvertures multiples. Nous avons pu constater que lorsque des parties osseuses ont été traversées, le diamètre du premier trou de sortie est légèrement plus grand que celui du deuxième orifice d'entrée et en général plus grand que le deuxième trou de sortie ; ce n'est qu'à de petites distances (jusqu'à 100^{m}) que des fragments osseux et des lambeaux musculaires ont été projetés au dehors de l'orifice de sortie : quant à l'orifice d'entrée, il n'a jamais donné issue qu'à des éléments liquides (sang contenu de l'intestin).

Quand la balle intacte quitte le corps en un point où la peau est fortement tendue sur l'os, le trou de sortie de 5 à 6^{m}/m peut être pris pour un trou d'entrée (Ob 6). Dans des cas exceptionnels qui ne manquent pas d'importance au point de vue juridique l'orifice de sortie a été plus petit que celui d'entrée. Je n'ai pas observé de trous de sortie indirects par rupture de la balle ou transmission de sa force vive à des fragments osseux.

En général les orifices d'entrée peu importants et les orifices de sortie relativement petits, sur le cheval et surtout chez l'homme, faisaient croire à des blessures d'un faible degré et ne permettaient au premier abord de tirer aucune conclusion sur leur mode et leur étendue : les recherches manuelles extérieures seules, guidées par l'appréciation de la distance du tir, la connaissance de la position et de la direction dans lesquelles le coup avait été reçu, rendaient possible la détermination de son degré de gravité.

3° — Quand un projectile rencontre de faibles obstacles, tels que les parties molles et les viscères, il produit généralement de petits orifices d'entrée ($7^{m}/^{m}$) (E 3-24-29) et des trous de sortie ne dépassant pas ou fort peu ($11^{m}/^{m}$) le calibre de ce projectile demeuré intact, et sur l'enveloppe duquel ne sont habituellement visibles que les empreintes des rayures. Quand la poussée par action hydrostatique n'est pas en jeu, les dimensions du canal et de l'orifice de sortie augmentent proportionnellement à la diminution de la force propulsive du projectile, ainsi qu'il résulte des E 21-32 (coups de feu dans le poumon) et 12-13-22-34 (coup de feu dans l'intestin). A 10 pas et sur un intestin vide, la balle M 1886 de $11^{m}/^{m}$ produisait une ouverture d'entrée de 1-$5^{c}/^{m}$ et de sortie de 2-$5^{c}/^{m}$, tandis que celle de $8^{m}/^{m}$ M 1888 faisait sur l'intestin grêle, dans les mêmes conditions, une ouverture d'entrée de $10^{m}/^{m}$ et une de $14^{m}/^{m}$ à la sortie ; à 600 pas on trouvait sur le côlon un trou d'entrée de 8 à $15^{m}/^{m}$ contre une ouverture de sortie de $2^{c}/^{m}$; à moins de 1000 pas nous avons trouvé sur le cœcum une entrée de $10^{m}/^{m}$ contre une sortie de 14 et sur le côlon $1^{c}/^{m}$ à l'entrée et 2-$5^{c}/^{m}$ à la sortie de la balle.

Nous trouvons dans les observations 2-3 un parfait exemple d'ouverture nette dans les parties molles.

4° — Il ne se produisit de *trous absolument nets* que sur quelques os plats tels que, les os du nez (E 2), les omoplates (E 30), les côtes (E 17) l'apophyse corouoïde du maxillaire inférieur (E 27) et dans les portions spongieuses articulaires des os longs ; le plus souvent cependant ils étaient accompagnés de fissures étendues (E 16-17-19). Dans un cas de suicide, des fissures de 3 à 3-$5^{c}/^{m}$ de long partaient de l'ouverture faite dans le corps spongieux des vertèbres, partageant celui-ci en nombreux segments qui se détachaient l'un de l'autre après macération.

5° — Tandis qu'une balle de 11m/m M 1886 déterminait sur le maxillaire supérieur gauche des signes non équivoques de pression de cavité, sous forme d'une excavation osseuse de la grosseur du poing et repoussait devant elle des esquilles qui coupèrent en deux la base de la langue (E 1), une balle de 8m/m à enveloppe d'acier tirée à la même distance, 10 pas, sur le maxillaire supérieur droit, ne creusa dans cet os qu'un canal assez large pour laisser passer le pouce, tapissé de fragments osseux, et sortit du corps par une ouverture de 11m/m (E. 2).

6° — *Coups de feu à la tête.* Notre observation 4 présente des signes nets d'action explosive par effet immédiat des gaz de la poudre, action moindre cependant et plus limitée que celle que nous avons dans des circonstances analogues avec la balle M 1877 observée plusieurs fois. Bien que la voute palatine, la cavité nasale, la calotte crânienne dans la région frontale eussent été fracassées, que la base du crâne eût été fendue à gauche, que la substance cérébrale apparût réduite en bouillie à la face inférieure du lobe frontal, l'ouverture de sortie de 16m/m de diamètre au niveau de la partie chevelue de la région frontale, avec ses bords dentelés et retournés en dehors, contrasta singulièrement avec les ouvertures de sortie en forme de tulipe épanouie de la balle de 11m/m de plomb mou ou durci. Avec cette dernières on trouvait habituellement des pertes de substance larges comme la paume de la main, a travers lesquelles des fragments osseux mêlés à des masses de substance cérébrale étaient tantôt refoulés, tantôt totalement projetés au dehors. Le coup de feu à la tête de notre E 23, marque la limite entre la première et la deuxième zone ; sans doute il y eut des dégâts très étendus du rocher et du maxillaire supérieur, la balle perdit son enveloppe et des fragments osseux furent poussés vers la sortie du canal, mais la masse principale du cerveau et la voûte crânienne furent ménagées ; la balle sortit par une ouverture de 2c/m. Le 3e coup de feu à la tête (E 28) à 1000 pas représente la zône des pertes de substance nettes.

C. — *Les os longs* présentèrent les ravages les plus remarquables. A part un coup de feu arrivé tangentiellement à la partie supérieure de la cuisse (E 14) où l'écorce osseuse fut enlevée sur une longueur de 16c/m et une largeur de 3 à 6c/m, laissant à découvert la substance spongieuse sans fracture de la tige de l'os, mais avec des fissures à l'infini dues à l'action tangentielle de la balle renforcée, nous trouvâmes ici et à toutes distances des comminutions très étendues et des solutions de continuité des diaphyses. Quand la balle venait frapper directement un os dans sa diaphyse, celle-ci s'en allait en morceaux ; à petite distance ces morceaux étaient largement séparés l'un de l'autre et n'étaient qu'exceptionnellement maintenus par le périoste et les éléments des capsules et des ligaments. La grosseur des esquilles varia depuis celle d'un grain de semoule ou de sable (Bouillic osseuse, E 31-37) jusqu'à celles de 5-10 et 16c/m de long sur 5 à 10c/m de large (E 16-26-41-42-47). Il nous a souvent, sinon toujours, été impossible de déterminer le nombre des fragments osseux, dispersés et enclavés, partie dans les parties molles largement déchirées, partie dans l'orifice de sortie, et, dans les coups à bout portant, dans les environs de l'orifice d'entrée ; mais nous avons trouvé aussi des esquilles ayant une délimitation assez régulière, dépassant rarement le nombre de 4 ou 5 (E 47) sans pouvoir *à priori* établir un schéma précis sur la façon dont ils se produisent.

Dans les cas où la force explosive était entrée en action, le trajet de la balle dans la substance musculaire était irrégulièrement large et crevassé ; il donnait passage à l'index, au pouce, parfois à deux ou plusieurs doigts, et contenait le plus souvent, en même temps que des fragments osseux et des débris de la balle, un abondant coagulum sanguin. L'excavation osseuse elle-même avait les formes les plus diverses, par rapport à sa délimitation et à son étendue, présentait dans ses parois des esquilles pointues, et à côté du sang et de la moelle osseuse contenait des paquets musculaires qui y avaient été poussés, des bouts déchirés de vaisseaux et de nerfs : comme la continuité du membre n'était plus maintenue que par la peau, les tendons, et les tissus aponévrotiques, la palpation à la main donnait l'impression très distincte d'un sac rempli de coquilles de noix. Nos expériences M 1886, 6-7-9 (maximum) 15-16-26-27-31-37 ont révélé des signes évidents de pression hydrostatique.

Bien qu'en général l'étendue des blessures des os par coups de feu diminue avec l'éloignement du tireur cependant les deux blessures de l'avant-bras et de la jambe (E 31-37) fournirent encore à 1000 pas des indices indubitables d'action explosive. En dehors des éléments fluides qui entrent dans la structure histologique et anatomique, la nature physique de la charpente osseuse et les vitesses d'arrivée élévées en ont été les causes les plus importantes.

La force vive relativement élevée de la balle 8m/m à des distances de 1500 à 2000 pas, jointe à sa dureté, explique très naturellement à mon avis les vastes comminutions que l'on observe dans cette zone.

D. — L'action explosive de la balle à enveloppe d'acier de 8^m/m sur les *Viscères*, a pu souvent être constatée jusqu'à 600 pas ; mais elle ne se produisait pas d'une façon constante. Je n'ai pu poser de règle précise pour la production d'une poussée hydrostatique dans les viscères de l'homme et des animaux dans la limite sus-indiquée, ni approfondir les causes des nombreux écarts qui existent entre nos expériences et la doctrine de *Kocher* et *Reger*, et bien que la théorie de la pression hydrostatique soit la plus favorable à la compréhension des ravages meurtriers des tirs à petite distance, bien des questions restent encore en suspens et attendent leur solution.

A. — Trois fois seulement sur 6 coups de feu *au cœur*, on trouva des signes d'une action explosive. Sur un premier suicidé, la balle 8^m/m traversa le ventricule droit avec perforations simples tandis que l'aorte descendante était déchirée dans une étendue de 15 cent. (ob. 3 ; ; chez un second la balle fit à la face antérieure du cœur une ouverture en forme de fente de 3 cent. de long, avec déchirure sur une longueur de 5 cent., et une largeur de 4 cent. de la cloison interventriculaire à sa partie supérieure (ob. 6). Deux chevaux furent touchés au cœur l'un à 10 pas avec charge entière, l'autre à 1000 avec charge réduite ; dans le premier cas les ventricules furent ouvertes par des canaux de 3 cent. de large ; dans le second la paroi ventriculaire gauche fut traversée dans toute sa longueur par un canal de 3 à 4 cent. de large et de 2 à 3 cent. de profondeur, sans éclatement des ventricules. A 1500 pas le ventricule gauche fut ouvert près de la pointe par un orifice d'entrée de 8 ^m/m et un orifice de sortie de 12. Dans un sixième cas les oreillettes, touchées par une balle tirée à 10 pas, présentèrent une vaste déchirure béante à la face antérieure et l'aorte éclata largement au-dessus de ses valvules. (E. 10).

B. — Les *blessures du poumon* sont plus nettes et plus simples. A 10 pas, la balle perfora le poumon par un trou d'entrée de 1.5 cent. de diamètre, rayonné, pratiqua dans le parenchyme un canal assez lisse de la capacité du petit doigt, puis sortit par un orifice de même grandeur, près duquel le feuillet viscéral de la plèvre était enlevé sur une étendue de la grandeur d'un thaler. A 600 pas la balle pénétra dans le poumon gauche par une ouverture de 6.5 ^m/m, fit un canal à parois lisses de 17 cent. de long sur 1.4 cent. à 2.3 cent. de large aboutissant à un orifice de sortie en forme de fente de 1.4 à 2.3 cent. et sortit enfin après avoir creusé dans le poumon droit un canal de la capacité de l'index. Autour de ce canal le parenchyme

pulmonaire était vide d'air, gorgé de sang, mais nullement déchiré. A
1000 pas, la balle pénétra dans le poumon gauche par une ouverture de
3 cent. de long et 1 cent. de large, y creusa un canal à parois inégales
pouvant donner passage au pouce ; tout autour sur une étendue de 15 à
20 cent., le parenchyme ne renfermait pas d'air, mais était gorgé de
sang ; l'orifice de sortie avait de 2 à 4 cent. de diamètre. Par suite de
l'élasticité du tissu pulmonaire, il n'y eut pas d'action explosive,
et les lésions plus importantes faites à 1000 pas comparativement
à celles faites à 600, sont suffisamment explicables par une légère
déformation de la balle qui dans les deux premiers cas était demeurée
tout-à-fait intacte. Même dans les coups de feu rapprochés, le parenchyme pulmonaire ne présenta à côté du trajet lisse qu'une atelectasie limitée au territoire touché, et la diminution d'espace causée
par la balle non déformée ne fut suivie d'aucun dommage aux environs par suite de l'élacticité de ce tissu : il n'y eut pas davantage de
compression des alvéoles, ce qui nous permet de poser dans l'avenir un
pronostic plus favorable pour les blessures par coups de feu du poumon.

P. — *Coups de feu de l'estomac et de l'intestin.* Sur un estomac de
cheval rempli de fourrage, nous avons eu avec une balle de plomb durci
M. 1886, à 200 pas, une ouverture de 2.5 cent. de diamètre, et à la place
de l'ouverture de sortie, une plaie par éclatement, grande comme le
creux de la main, témoignage d'une action explosive qui s'étendit
jusqu'au foie. Deux coups de feu atteignirent l'estomac déjà ouvert et
firent des ouvertures d'entrée de 2.5 cent. et de 3 cent. de sortie avec de
vastes déchirures de la muqueuse. (E. 11).

A 1000 pas avec une balle de 8 $^{m/m}$ et sur un estomac plein, il y
eut une entrée de 1 à 2 cent., contre une sortie de 1.5 à 2.5 cent.
(E. 33).

Sur l'intestin grêle, vide, à 10 pas et avec une balle de 11 $^{m/m}$
M. 1886, l'entrée fut de 1.5 cent. et la sortie de 2.5 cent. Avec la balle
de 8 $^{m/m}$, l'ouverture fut de 10 $^{m/m}$ à l'entrée et de 14 à la sortie. Par
contre une balle de 8 $^{m/m}$ après avoir à une distance de 600 pas traversé
obliquement et nettement le côlon vide, pénétra encore, dans le coecum
plein par un orifice d'entrée de 6 cent. de long, de 4 cent. de large et
détermina à la sortie une plaie par éclatement de 7.5 cent. de diamètre,
à travers laquelle les matières contenues dans l'intestin furent projetées
au dehors, jusque dans le canal musculaire contigu, matières qui
furent également trouvées dans la cavité abdominale contre l'orifice
d'entrée. (E. 22).

A 1000 pas on constata sur le coecum un orifice d'entrée de 10 $^{m/m}$ et un orifice de sortie de 14 $^{m/m}$ de diamètre (E. 34) et sur le côlon droit une entrée de 1 cent. et une sortie de 2.5 cent. ; à 1500 pas dans la partie supérieure du côlon droit une entrée de 8 $^{m/m}$ et une sortie d'environ 3 cent. ; la muqueuse parut largement déchirée et décollée.

Le degré de plénitude de l'estomac fut le même dans les expériences 11 et 33 : il n'y eut d'action explosive qu'à 200 pas, il n'y en eut pas à 1000. Pendant que les intestins pleins subissaient jusqu'à la distance de 600 pas des actions explosives, comme le démontre clairement et sans aucun doute possible notre expérience 22, les anses intestinales vides, dans cette même zone d'action, étaient simplement traversées, bien que parfois avec des ouvertures 2 à 3 fois plus grandes que le calibre de la balle. Même à des distances très rapprochées, l'intestin vide ne subit pas l'action explosive (E 12-13). Contrairement à l'opinion de *Reger* la perte de substance de la muqueuse à l'entrée est à peu d'exceptions près plus grande que celle de la séreuse. Il résulte aussi de ces recherches que *presque toujours plusieurs anses intestinales sont traversées et que dans la plupart des coups de feu de l'estomac et de l'intestin une portion de leur contenu se retrouve dans la cavité abdominale.* Quand l'estomac est plein, cet épanchement ne fait presque jamais défaut (sauf le cas 33), même en l'absence de tout symptôme explosif et s'exhale de temps en temps mêlé à des gaz à travers les ouvertures des téguments externes. Je n'ai vu nettement que deux fois, l'ouverture bouchée par un tampon de muqueuse, sur des chevaux crevant de faim. A une distance supérieure à 600 pas il n'y eut pas d'action explosive ; *je n'ai pas vu d'ouverture de l'abdomen sans lésions d'instestin.*

De tout ce qui précède résulte un ensemble de considérations sur lesquelles, sur le champ de bataille et à l'ambulance, devra s'appuyer le chirurgien ; sa conduite dépendra de la notion plus ou moins exacte qu'il aura de la distance approximative à laquelle le coup a été tiré et de l'état probable de réplétion du tube intestinal.

Les organes glandulaires de l'abdomen, rate, foie, reins, dans les quelques cas où nous les trouvâmes blessés, présentaient des ruptures et des déchirures de leur tissu : la proximité du tireur, la grande vitesse d'arrivée de la balle et le groupement histologique de leurs éléments constituaient une série de conditions favorables à la production d'effets explosifs.

Le tableau suivant indique la quantité d'eau que renferment certains organes chez l'homme et chez le cheval (*d'après Hoppe-Seiler et Koenig*), et qui est la base de la théorie hydrostatique de *Kocher* et *Reger*, suivant laquelle ces masses fluides, par suite de leur incompressibilité, doivent produire en tant qu'éléments conducteurs sur les capsules qui les renferment une poussée proportionnelle à la grandeur de la force qui vient les assaillir et par suite une *pression de cavité*.

	HOMME	CHEVAL	OBSERVATIONS
OS	50 º/o Eau 21.85 º/o Phosphates, etc. 15.75 º/o Graisse 12.40 º/o Osseine	30.58 º/o	D'après Bibra Fémur désséché de cheval
MUSCLES	72 à 74.4 º/o	Maximum 79.30 º/o Minimum 61.39 Moyenne 74.27	Muscles lisses 79.6 à 80.25 º/o
Cerveau { Substance grise Id. blanche	82.62 à 88.22 º/o 63.54 à 72.2 º/o	81.60 º/o 68.35 º/o	Petrowski — Archives de Physiologie VII. S. 367

Prenant la moyenne des résultats de mes expériences en ce qui concerne l'action explosive de la balle de $8^{m/m}$ dans la première zone, j'arrive à cette conclusion, qu'en comparaison des effets produits par des balles de plomb ordinaire dans les organes mous de l'homme et des animaux, elle apparut d'une façon tout à fait limitée et de préférence dans les organes glandulaires du bas ventre et dans l'intestin plein. Sur les os longs au contraire elle se fit sentir très souvent jusqu'à des distances de 600 à 1000 pas ou de 450 à 750m, quoique son intensité n'atteignit pas tout à fait celle de la balle de plomb durci ou mou de $11^{m/m}$. Kocher n'a constaté l'action explosive que dans les cas où la force vive était énorme, et en démontra l'existence avec les balles modernes de plomb mou jusqu'à ce que la vitesse fût reduite à 150m, ce qui correspond à une distance de tir de 400. Avec notre balle $8^{m/m}$ à chemise d'acier la vitesse finale de 280 mètres correspond à une distance de 1000 pas ou 750m, distance à laquelle nous n'avons observé que deux fois une pression hydraulique sur les os. Si avec Reger on ne prend pour la balle à enveloppe d'acier que les $^2/_3$ de cette distance on arrive à 666 pas ou 500m, *distance* que j'ai également posée expérimentalement comme la limite extrême de la zone explosive. Le calcul mathématique se trouve ainsi d'accord avec les données de l'expérience.

Comme notre balle moderne n'est sujette à se déformer qu'en présence de fortes résistances, telles qu'en présentent les os du cheval, comme sa déformation consiste moins en une disproportion entre sa longueur et le diamètre transversal, ce qui est la règle avec le plomb mou, qu'en un aplatissement de la pointe, en une courbure ou une fêlure du corps de la balle, en un déroulement total ou partiel, en un glissement de la chemise d'acier, enfin en un éclatement de toute la masse, on voit que la force vive est le facteur le plus important de l'intensité des lésions qu'elle détermine. Il est évident que par suite de la moindre capacité de résistance des os et des tissus de l'homme par rapport à ceux du cheval, la gravité de la blessure diminue en même temps que la déformation. On comprend ainsi les moins grands dégâts déterminés dans les organes mous, l'action dans le sens latéral inférieure à celle des balles de plomb mou facilement déformables, la grandeur de la force de pénétration du projectile qui tend par contre à passer à travers un plus grand nombre d'organes situés sur sa trajectoire. Ce qui manque aux blessures par les projectiles modernes en extension en largeur est largement compensé par la multiplicité des lésions dans le sens de la longueur, c'est-à-dire dans la direction de la trajectoire.

6° — Si le projectile subit un choc, soit en ricochant, soit en frappant une protubérance osseuse dure, avec conservation de son poids normal, et si l'enveloppe d'acier se déroule, la puissance de déformation s'accumule avec le reste de la force vive à moins que celle-ci n'ait déjà été totalement épuisée. Dans ces cas exceptionnels il se produit naturellement d'énormes dégâts dans les parties molles.

Bien qu'à un examen superficiel les balles à enveloppe d'acier lisses et peu déformables, les canaux étroits, paraissent ne devoir causer que des *Hémorragies* de peu d'importance, les autopsies donnent souvent des indices tout à fait opposés ; ce résultat a pour cause la diversité des organes lésés, comme cela ressort des E 3-10-20-21-22-26-29-32 39 et des Obs. 2-3-6. Toutes les fois qu'il y a eu des symptômes explosifs ou des modifications dans l'état du projectile, les hémorragies ont été plus fréquentes ; elles se sont fait rarement jour à travers les orifices creusés par le projectile, ceux-ci en raison de leur étroitesse étant vite fermés par un caillot. Plus souvent le sang épanché se répandait dans le tissu cellulaire sous-cutané, la substance musculaire, tantôt formant des hematomes de de la grosseur d'un œuf de pigeon ou d'un œuf d'oie, des anévrysmes faux, tantôt s'infiltrant dans le parenchyme des organes sous forme d'atelectasie, de splenisation, d'hepatisation ou d'infarctus, remplissant les poches séreuses ; enfin comme dans E 39, en obturant les petites ouvertures par des caillots plus ou moins solides, il déterminait dans le péricarde un véritable tamponnement naturel qui a certainement contribué à retarder la mort de l'animal. Les déchirures des parois veineuses furent ordinairement plus fortes que celles des tuniques artérielles lesquelles présentaient un plus grand nombre d'entailles. Dans l'observation 3 le muscle cardiaque du suicidé fut trouvé en diastole de même que dans notre E 40 sur le cheval ; dans tous les autres cas (Ero. 32.39), le muscle cardiaque était tout à fait contracté et la cavité ventriculaire effacée et exsangue. Dans un cas de blessure de la jugulaire le sang s'écoula à flots et l'animal mourut en peu de minutes par hemorragie ; dans aucune de mes expériences je n'ai vu de jet de sang artériel passer à travers les ouvertures faites par les balles.

7º — En raison de la grande portée du nouvel armement, du poids spécifique considérable par unité de surface, de la puissance de résistance de la balle à enveloppe d'acier, il se produit un déplacement des différentes zones dans la direction du but. Pour les os, la première zone s'étend jusqu'à 6 ou 700 pas, soit 450 à 525^m, en chiffres ronds 500. Dans l'étendue de cette zone la pression hydraulique peut agir comme action explosive, mais moins qu'avec la balle de plomb mou. On désigne ces blessures sous le nom de *Coups de feu rapprochés* et celles des autres zones sous le nom de *Coups de feu éloignés*. Bien que l'on puisse se dispenser d'aller plus loin dans la délimitation de ces derniers, pour suivre l'exemple d'autres expérimentateurs, je prolonge la deuxième zone jusqu'à 1600 pas ou 1200^m, la troisième jusqu'à environ 2400 pas ou 1800^m la quatrième jusqu'à 3500 pas ou 2600 mètres ; il ne faudrait cependant pas donner à ces chiffres une valeur absolue : ils ne sont pas relatifs seulement aux coups de feu dans les os, mais sont des valeurs moyennes obtenues avec les différents organes, os y compris, parce que les lésions osseuses faites à des distances de 1000, 1500 et 2000 pas différent peu les unes des autres, comme le prouvent les autopsies.

On a généralement remarqué dans les dernières guerres que le feu s'ouvre souvent à trop grande distance, et qu'aux petites distances, où le feu échappe au commandement, la plupart des coups vont trop haut par suite d'un angle de tir défectueux. D'après le général russe *Sedeler*, la garde prussienne à St-Privat a subi ses plus grandes pertes, en tués et en blessés à la distance de 1300 à 1600 pas, les moindres à 600 pas. Dans la guerre russo-turque 1877-78, le feu de l'infanterie turque fut aussi peu efficace au-dessous de 600 pas qu'au delà de 2000 ; par contre il fut excessivement meurtrier aux distances de 1200 à 1500 pas. La zône des coups de feu tirés sans viser, dans laquelle les projectiles ennemis arrivent avec le plus de densité, se confond en partie, aujourd'hui avec la deuxième zône, celle des pertes de substance nettes : les nécessités de la balistique tournent ainsi très involontairement au profit de l'humanité aussi bien que de la tactique. Néanmoins, avec les armes de guerre modernes, le nombre des coups de cette nature provenant de la troisième zone sera encore assez considérable, et en raison de leur danger ils exigeront de la part du chirurgien d'armée une attention particulière dans l'examen des blessures.

Dans le numéro de Mars 1888 de *United Service Magazine* de *Colbürn*, on oppose à l'adoption d'une arme $7^{m/m}6$, cette objection que les Anglais n'ont pas toujours réussi avec le Martini-Henri de $11^{m/m}$ à arrêter l'élan des Arabes, bien que ceux-ci fussent frappés au ventre, et on se demande si avec une balle de $7,6^{m/m}$ plus petite et plus légère on ne réussira pas moins souvent encore à arrêter un ennemi dans sa marche en avant. En 1876-77 et en 1878, je n'ai pas eu à traiter un seul coup de feu direct dans le ventre, les blessés ayant tous succombé soit sur le champ de bataille même, soit pendant le transport ; il n'y avait de Martini-Henri ni chez les Turcs ni chez les insurgés. Les résultats de mes expériences, ceux de tous les autres observateurs fournissent une somme suffisante de faits précis pour que l'on puisse considérer comme non fondée et repousser toute hésitation de cette nature. Les préparations anatomo-pathologiques et ce que nous avons trouvé sur le cheval et les cadavres humains, parlent ici un langage très clair, et notre observation 5 est un éloquent témoignage de la puissance d'action de la balle à chemise d'acier de $8^{m/m}$ qui à 2700 pas, 2025 mètres, bien qu'elle eût à vaincre la résistance d'un des os les plus durs du squelette humain, causa la mort d'un chasseur Moldave.

Il y eut rarement des éraflures et des coups tangentiels, pas une fois nous n'obtinmes de coup par ricochet, contournant, en anneau. On ne les rencontrera à l'avenir qu'aux plus grandes distances, 3000 pas et au-deà.

Si tenté que je puisse être de jeter, pour finir, un coup d'œil sur le *pour cent* des coups arrivés à destination dans le combat, je ne ferai qu'effleurer ce sujet et rappeler que *Voloskoï* fait dépendre les *coups utiles* moins de la perfection de l'arme que de l'état moral momentanément du tireur. A Montebello notre pour cent fut de 1/4 à 1/3, celui des Prussiens à Trautenau de 1/3, à Koenigratz 2, celui des Saxons à Gravelotte 1. D'après *Fischer* la proportion des morts aux blessés fut à Liepzig comme 1:2, à Magenta 1:4, 9 chez les Français, 1:3, 2 chez les Autrichiens, 1:2.2 chez les Russes pendant la guerre russo-turque. Pendant la guerre d'Amérique il mourut sur les champs de bataille, 44,238 hommes ; 49,731 moururent plus tard des suites de leurs blessures et la somme totale des blessures par coups de feu s'éleva à 400.933 contre 5 1/2 millions de maladies diverses.

Si l'on garde devant les yeux cette règle d'observation, qu'une arme avec laquelle on met plus de balles dans le milieu de la cible, ne tue pas ou ne met nécessairement plus d'hommes hors de combat, que la statistique démontre que les combats des temps passés ont coûté la vie à plus d'hommes que les batailles modernes, que par rapport aux coups mortels et dangereux la probabilité est proportionnelle au carré du diamètre: considérant la moindre disposition à la déformation et la limitation des effets explosifs de la balle à enveloppe d'acier de petit calibre, on devrait admettre que l'arme à magasin est une *arme humanitaire*, expression dont, dans ces derniers temps, médecins, tacticiens et public ont largement abusé.

Un simple coup d'œil sur les tables de tir, suffit pour enlever à cette opinion toute autorité. A ne juger les blessures par coups de feu que par les petites ouvertures d'entrée et de sortie, et les désordres modérés produits dans les parties molles dans les tirs aux grandes distances, on est disposé à les classer comme légères et à qualifier la balle d'*humanitaire*. Mais si on suit le trajet du projectile dans la profondeur, si on en mesure les dimensions dans le sens de la longueur on arrive aux conclusions suivantes :

1° Les blessures d'organes essentiels à la vie (cerveau, cœur) par la balle de 8$^{m/m}$, à petite ou à grande distance sont suivies de mort.

2° Par suite de la grande force de pénétration du nouveau projectile, celui-ci peut traverser facilement le corps de l'homme jusqu'à des distances de 2000 pas ou 1500 mètres, puisqu'à cette distance il a surmonté les résistances du corps massif d'un cheval ; il déterminera par conséquent sur le même individu des blessures multiples et touchera assez fréquemment plusieurs organes importants.

3º De blessures multiples résultent de plus fortes hémorragies **qui** se font moins facilement jour au dehors, et constituent des hémorragies internes.

4º En raison de la tension de la trajectoire et de l'énorme force de percussion, deux ou plusieurs hommes seront fort souvent mis hors de combat par la même balle dans les territoires de la première et de la deuxième zone : *c'est le but de la tactique.*

5º Les pertes de substances osseuses énormes de la zone explosive, et le fait que même à 2000 pas on obtient encore un fracas osseux s'étendant très loin, font du fusil à magasin *Mannlicher*, une des plus puissantes armes à feu de notre époque et celle qui parmi tous les modèles modernes tient sans contredit le premier rang.

V

Considérations sur les premiers secours sur le champ de bataille et applications à la chirurgie de guerre.

L'expérience a appris que les batailles des guerres modernes se succèdent plus rapidement qu'aux guerres des siècles passés, et de l'état de choses actuel, autant que le permettent les prévisions humaines, on peut conclure que les batailles décisives d'une guerre future entraîneront des hécatombes de morts et de blessés. Le service de santé militaire aura le devoir de ramasser sous les feux de pelotons des fusils à magasin les victimes tombées sur la ligne de bataille, de leur donner les premiers secours et de leur procurer le plus tôt possible des soins médicaux. Il n'est plus possible d'attendre, comme cela était encore notoirement la règle en Crimée, les interruptions du feu ou la fin du combat pour payer à l'humanité le tribut auquel elle a droit ; le personnel sanitaire devra se rapprocher des blessés en utilisant au mieux les conditions du terrain, les réconforter, les éloigner aussi promptement que cela sera possible du voisinage de l'ennemi, et les transporter sur les postes de secours. Par suite de l'accumulation des blessés la nécessité s'imposera absolument et d'elle-même de renoncer à l'application du premier pansement sur la ligne du combat, où comme on le sait, manquent le temps et le calme nécessaires, et de le restreindre aux cas les plus urgents (hémorragies graves, application d'appareils d'immobilisation destinés à rendre le transport possible). On devra consacrer toute son activité à éloigner les blessés de la zone dangereuse, pour les préserver de nouvelles blessures. Il est évident que seul un personnel bien exercé, parfaitement instruit au point de vue militaire et technique spécial, sera en état de répondre à ces premiers besoins. De l'application du premier pansement dépend le sort et souvent aussi la vie du blessé; aussi les chirurgiens expérimentés et les hygiénistes militaires de notre époque ne veulent-ils le voir appliqué que par la main d'un médecin. Sous l'influence des mauvaises conditions de la vie en campagne, les manipulations du personnel auxiliaire du service de santé souillent les pansements et peuvent devenir dangereuses pour les blessures : l'extrême propreté étant la base de toute antisepsie, il est nécessaire de limiter l'application du premier pansement par les mains des infirmiers à certains cas déterminés et comme premiers secours aux fractions détachées et isolées.

Au personnel auxiliaire du service de santé incombera la lourde tâche de contrebalancer l'effet de la tactique des guerres modernes dont le principe est « *de concentrer le maximum de masse et d'extermination dans le minimum d'espace et de temps* » par un rapide déblaiement du champ de bataille, pour éviter le retour des catastrophes de Solférino, du bois de Lipa, de Plewna, etc., et empêcher les blessés de mourir de soif, de faim ou de froid. Ce but idéal et humanitaire pourra-t-il, sous les feux de salves des armes à répétition, être atteint, et dans quelles limites pourra-t-il l'être ?... L'avenir seul nous l'apprendra.

Les moyens les plus rationnels pour tempérer les rigueurs de la guerre consistent :

1° — Dans l'évacuation rapide, sûre et commode des blessés de la ligne de bataille sur les postes de secours, les places de pansements et plus en arrière encore ;

2° — Dans l'approvisionnement suffisant du personnel auxiliaire du service de santé et des formations sanitaires en cordiaux et en objets de pansement pour les blessés ;

3° — Dans l'organisation d'un personnel auxiliaire bien dressé ;

4° — Dans la création d'un corps d'Officiers du service de santé mis à la hauteur des besoins de la chirurgie de guerre et de l'hygiène militaire, comme ceux qui sortent des Ecoles de Médecine militaire de Berlin, Nestley, Pétersbourg, Lyon, Paris et Florence.

5° — Dans une large dotation des corps de troupes et des formations sanitaires en personnel du service de santé.

« *L'homme est le capital le plus précieux des Etats et de la Société* », a dit l'illustre Protecteur du 6ᵉ Congrès d'Hygiène et de Démographie à Vienne (1887). L'humanité et l'intérêt public doivent agir de concert pour conserver les forces de la fleur des nations, même dans les moments où les fusils à répétition menacent par leurs feux de l'anéantir. Seul un corps de santé dont les Membres joignent les qualités de l'homme de science à celles du combattant peut être une garantie assurée pour la réalisation de ce Postulatum.

Pour éviter l'accumulation des blessés sur les postes de secours, il faudra réunir sur ces points un personnel suffisant en médecins et en aides qui donneront aux blessés des soins provisoires et assureront leur transport en arrière sur les places de pansement. En raison de la grande portée des projectiles la stratégie déterminera les voies et moyens d'exécution pour cette évacuation. Sera-t-il généralement et sérieusement possible de songer à établir des postes de secours ? On en doute. Je suis convaincu pour ma part que les événements de guerre dans l'avenir nécessiteront dans tous les Etats militaires une adaptation du service de santé en campagne à la tactique moderne et que nos postes de secours devront se confondre avec les lieux de pansement. La détermination de leur nombre et de la distance de la ligne du feu à laquelle ils devront être placés dépend des armes actuellement en usage : les modèles de fusils les plus récents pris comme base, il sera nécessaire d'établir deux places de pansement par brigade à 2000 pas de distance des troupes combattantes et de les maintenir en contact avec les ambulances divisionnaires. Les postes de secours actuels pourraient être avantageusement transformés en stations d'arrêt, où les patrouilles de brancardiers parties des places de pansement recevraient les blessés des mains des patrouilles venues de la ligne du combat. Cette modification comporte implicitement une augmentation dans le nombre des brancardiers. Pour mettre les blessés à l'abri, et en général pour pouvoir travailler avec fruit aux postes de secours et sur les lieux de pansement, on devra se mettre à couvert du feu rasant et chercher avec le plus grand soin à se défiler dans des creux fortement évasés, derrière des bâtiments, des buttes de terre ou des groupes d'arbres. Quand les circonstances le permettront, on pourra creuser dans le terrain des tranchées d'une profondeur telle qu'elles arrivent à la hauteur de la poitrine d'un homme, dirigées en rayons vers un fossé principal semi-circulaire protégé par une sorte de rempart élevé avec la terre provenant du déblai, de telle façon que les blessés puissent y trouver place, être disposés par rangées et que les médecins puissent utiliser le terrain compris entre deux tranchées longitudinales comme table d'opération ou de pansement.

I. — Les places de secours et de pansement sont les meilleurs endroits pour commencer à donner les premiers soins, en combinant tous les efforts, quand les médecins des corps de troupes et leurs aides s'y seront concentrés. On facilitera énormément l'application de ces premiers soins en répartissant les médecins et les blessés en plusieurs groupes. Le premier groupe médical s'occupe des blessés dont l'état est désespéré, les reconforte, arrête les hémorragies, calme les douleurs ; le deuxième prend les hommes blessés légèrement et applique des pansements protecteurs antiseptiques ; au troisième appartiennent les blessés graves, il panse les plaies par occlusion, place des appareils à attelles, immobilise les fractures ; un vaste champ est ouvert à l'imagination pour la confection des appareils improvisés de campagne ; enfin le quatrième groupe décide s'il y a lieu à une intervention opératoire et quelle elle devra être. Grâce aux progrès de l'antisepsie moderne en campagne, les sondages, les recherches avec le doigt, les extractions de balles et autres manœuvres semblables, aux postes de secours, doivent être considérés comme des fautes ; les chirurgiens se borneront aux opérations immédiatement nécessaires pour sauver la vie, ligatures de vaisseaux, trachéotomie, protection des anses intestinales issues de la cavité abdominale ; dans les cas impérieux, cathétérisme ; extraction de fragments osseux enfoncés dans le cerveau quand le blessé est en danger de mort, etc.

Si les circonstances le permettent on lavera les plaies avec une eau stérilisée avec ou sans addition de chlorure de sodium, avec 0 gr. 5 jusqu'à 1 °/₀ de sublimé ou 2 5°/₀ d'acide phénique ; dans la majorité des cas on appliquera directement un pansement occlusif auquel la poudre d'iodoforme et les bandes stérilisées et iodoformées de nos approvisionnements sont parfaitement appropriées.

Pour l'immobilisation des fractures on emploiera des attelles en fer blanc, en bois, en carton, des bandes d'organtine renforcée. L'application des appareils platrés de tout genre sera généralement laissée aux ambulances. « Mηδεισ εγχεισθῶ αναριθμητος » a écrit Pythagore au-dessus de la porte de sa salle de travail. Tel doit être le principe de la chirurgie de guerre moderne; l'entrée des installations sanitaires de campagne doit être refusée aux *amateurs*, et nul ne doit être admis à mettre la main à une blessure par coup de feu, qui ne soit complète-ment au fait des principes de l'antisepsie.

Dans ces conditions l'antisepsie de guerre pourra faire ses preuves en face de la grêle des projectiles des armes à magasin; on verra jus-qu'à quel point l'occlusion antiseptique primitive pourra être menée à bonne fin sur les places de secours et de pansements, et quel est l'avenir réservé à des blessés soignés par des mains expertes.

La conviction est faite, qu'en première ligne, on ne peut appliquer que des appareils occlusifs provisoires et que les chirurgiens des ambu-lances de divisions, une fois les blessés réconfortés et ranimés, n'auront, après inspection des pansements, à les renouveler que dans les cas les plus urgents, pour arrêter des hémorragies survenues en route, pour modérer la compression des appareils à attelles ; leur tâche consistera à garder et à soigner provisoirement les blessés non transportables, à mettre les autres en état d'être évacués sur les hôpitaux de campagne ; ils n'entreprendront que dans les cas les plus urgents des opérations qui ne pourront être différées, celles-ci devant, en règle générale, être reservées aux formations sanitaires de 2e ligne, aux hôpitaux de campa-gne. La nécessité du rapprochement des hôpitaux de campagne aussi près que possible du champ de bataille, de la division du travail entre l'ambulance divisionnaire et ces hôpitaux dans une guerre future est absolument démontrée.

Dans les divisions de cavalerie, le service de santé aura à surmonter des difficultés que l'on peut à peine soupçonner aujourd'hui ; il sera fort difficile à une formation sanitaire de division de cavalerie, de suivre partout et avec la rapidité nécessaire les pointes rapides des masses de cavalerie. Cette insuffisance du service de santé se fait sentir plus ou moins dans toutes les armées. Quand la cavalerie opère avec des troupes d'infanterie, dans les charges sanglantes comme celles de Gravelotte, les soins médicaux lui sont donnés par les formations sanitaires de l'infanterie. Mais comment devra être organisé le service de secours, dans les combats de cavalerie indépendante, quand ni le personnel ni le train ne peuvent, même en allant à toute vitesse, suivre sur tous les terrains les mouvements des masses de cavalerie ? Une formation à cheval, sur le modèle des batteries à cheval, avec un fourgon léger, pouvant servir aussi bien au transport des médicaments et objets de pansement qu'à celui des blessés, rendrait peut-être dans ce cas de grands services.

2° — Au point de vue du *Pronostic* des blessures faites par les fusils de guerre modernes, on reconnaît en général que les balles de petit calibre déterminent de petits trajets qui, dans les *parties molles*, auront une grande tendance vers la guérison, car en vertu de leurs petits orifices d'entrée et de sortie, ils se rapprochent des plaies sous-cutanées. Pendant des exercices de tir en province un paysan fut frappé au cou par une balle *Mannlicher* 8^m/^m ; cette blessure nette fut guérie au bout de huit jours.

Les coups de feu dans le *Poumon* paraissent devoir prendre une tournure tout aussi favorable, en tant que produits par un projectile lisse ; dans aucun cas je n'ai constaté de symptôme explosif dans le parenchyme pulmonaire. Il est bien certain, cependant, qu'un coup de feu même absolument net dans le poumon peut tuer par hémorragie. Dans un cas de suicide une balle ayant traversé de part en part le lobe pulmonaire supérieur droit, la mort par hémorragie n'arriva que le sixième jour.

Les *blessures des articulations* présentent un fait particulièrement heureux. Des balles frappant directement l'articulation ont creusé dans la partie spongieuse de l'os de petites ouvertures ne laissant passer que le bout du petit doigt, déterminant il est vrai dans le voisinage le plus rapproché des fissures dans les surfaces articulaires dans tous les sens, mais rarement des éclatements véritables ; encore ce dernier cas ne se produisit-il qu'aux distances de 100 et 200 pas.

Ainsi se comporte aussi la balle de 8^m/^m sur les autres os spongieux, les vertèbres, les os du carpe et du tarse, etc. ; dans deux cas de suicide, la masse principale de la vertèbre traversée par la balle resta cohérente, tandis qu'avec la balle de 11^m/^m de plomb mou, elle éclata totalement en fragments séparés les uns des autres. Comme en raison de son petit calibre, la balle de 8^m/^m peut traverser les cavités articulaires sans toucher aux parties osseuses de l'articulation, une perspective heureuse s'ouvre dans l'avenir pour les blessures des articulations par coups de feu.

Les *os plats* ont présenté tantôt un simple trou, tantôt plusieurs fêlures partant de ce trou, quelquefois aussi des esquilles isolées.

Toutes autres sont les conditions dans lesquelles se présentent les coups de feu dans les *os longs*. Pas une seule fois nous n'avons pu y constater un trou simple, mais toujours et dans toutes les zones des comminutions plus ou moins étendues. Les éclatements osseux que l'on rencontre dans la zone explosive, avec dislocation des fragments, arrachement du périoste, pénétration dans les parties molles, avec véritables broiements en parcelles infiniment petites, constituent il est vrai des pertes et des blessures plus graves que celles des autres zones d'action ; je n'ai pu cependant observer que rarement la projection au dehors de parties osseuses à travers les trous et encore ne l'ai-je fait qu'aux toutes petites distances : les ouvertures de sortie n'ont point atteint les dimensions de celles produites par la balle de plomb mou. Lorsque le projectile touchait tangentiellement, il produisait des fêlures se ramifiant au loin, des fractures corticales ; quand les os longs étaient frappés dans le voisinage des épiphyses, la lésion se propageait à l'articulation : aussi les blessures de cette catégorie doivent-elles être considérées comme les plus malheureuses. Je n'ai jamais vu l'action explosive se propager d'une extrémité articulaire sur les autres parties osseuses constitutives de l'articulation. On est allé à mon sens beaucoup trop loin, en disant que les broiements osseux de la première zone, sont des indications absolues pour l'amputation. A *Saraveyo* le 19 août 1878, il y eut dans le quartier du Château, un combat corps à corps à la suite duquel on observa un grand nombre de blessures des os avec symptômes explosifs ; des blessés atteints de coups de feu au bras, à l'avant-bras, à la cuisse (partie supérieure et inférieure) furent transportés dans mon ambulance à la Villa Cengié ; j'ai fait successivement du débridement, des résections, du drainage osseux : ma conscience ne me reproche pas de n'avoir point fait d'amputation. Il en fut de même au combat du 21 septembre à Bandin-Odziak où l'on monta à plusieurs reprises à l'assaut du camp retranché des Insurgés. Là encore, les balles Snider et Martini faisaient rage à petite distance ; pour les victimes de cette chaude journée que j'ai eues à soigner, pas une fois je n'ai mis la main au couteau à amputation. Plusieurs collègues ont rapporté des observations analogues de cette même campagne ; nous avons eu plus tard celles de *Fillenbaum* de Sofia, de *Mosetig Maydl, Frankel* de Belgrade (1885-1886).

L'amputation est indiquée quand les coups explosifs des os sont accompagnés de lésions étendues des parties molles, de déchirures de gros vaisseaux et de nerfs ; mais quant à lui sacrifier toutes les blessures osseuses avec phénomènes de pression de cavité, — pression explosive — l'expérience de la pratique en temps de paix et en temps de guerre, les conquêtes brillantes de l'antisepsie s'y opposent. Si rationnelles et si logiques, si bien fondées expérimentalement que puissent être les hypothèses de *Wahl, Kocher, Reger, Bircher* etc., sur la délimitation des différentes zones d'action, elles ne sont pas à l'abri de toute objection et ont encore besoin d'une confirmation pratique. Une partie, une grande partie peut-être, des blessures des os par coups de feu de la première zone devra échoir à l'amputation ; mais on peut prévoir qu'une certaine proportion d'entr'elles arrivera à la guérison avec conservation du membre, grâce à l'antisepsie et à la protection du caillot sanguin humide (Schede), et il n'est pas douteux d'autre part que des coups de feu provenant des autres zones pourront, dans des conditions déterminées, nécessiter l'ablation du membre.

Les petites ouvertures des plaies par coups de feu rendues aseptiques se recouvrent sous l'influence de l'air atmosphérique d'une croûte sanguine qui protège suffisamment les trajets contre l'invasion des micro-organismes et l'infection, aussi longtemps que ces plaies ont été préservées des sondes, des doigts, des tire-balles, des irrigations, et que cette couche protectrice aseptique échappera à tout mauvais traitement, surtout si sa formation est protégée par un pansement avec une poudre antiseptique, ou un pansement à demeure siccatif. Si la guérison ne se fait pas sous cette croûte humide ou sèche, si l'occlusion antiseptique n'a pas atteint son but, si la plaie a été envahie par les micro-organismes, soit par suite d'une coupable négligence, soit par suite des mauvaises conditions de la vie en campagne, la suppuration est fatale. Les cavités creusées dans les os et dans leur voisinage, l'ouverture des cavités médullaires sont les portes d'entrée les plus favorables à la dissémination des colonies bactériennes, qui, grâce à la suppuration, peuvent se propager dans les vaisseaux sanguins et lymphatiques : nous devons donc être extrêmement attentifs à donner aux produits sécrétés par les plaies un libre écoulement, et en général à conjurer la formation d'embolies graisseuses, les maladies accidentelles des plaies et à prévenir la *septicémie*. Les trajets des balles de petit calibre ne se prêtent pas mieux à l'écoulement des produits de sécétion qu'à celui du sang ; aussi est-on facilement exposé à des rétentions de pus, et ces petites dimensions sont-elles un obstacle à l'évacuation spontanée des corps étrangers et des parties mortifiées. A la première menace de septicémie, on devra lutter énergiquement et systématiquement, ouvrir, élargir le trajet, nettoyer la cavité de la plaie, éloigner les esquilles libres et les corps étrangers, la désinfecter à fond dans tous ses coins et recoins, drainer, tamponner antiseptiquement, établir une irrigation permanente, à moins que la nécessité ne s'impose de pratiquer des amputations, des résections, des enucléations secondaires.

3° — Jusqu'à quel point peut-on admettre que la balle à enveloppe d'acier de petit calibre pourra en raison de sa surface lisse et de sa forme allongée épargner les parois unies *des anses intestinales* ? La réponse à cette question se déduit de nos observations qui, à ce point de vue, ont donné jusqu'ici des résultats négatifs : dans aucune de mes autopsies je n'ai trouvé d'ouverture simple de la cavité abdominale, mais j'ai toujours rencontré simultanément une perforation de l'intestin. Par contre, j'ai constaté presque toujours des blessures de l'intestin multiples, ce qui paraît justifié par la disposition anatomique des organes contenus dans l'abdomen et en expliquer le pronostic extraordinairement sévère. Un dixième des hommes qui tombent sur le champ de bataille meurt par suite de blessures du bas-ventre ; 3 à 4 % seulement sont soignés par des médecins. D'après *Griffith*, dans les blessures transversales de l'intestin, sous l'influence des muscles longitudinaux, il peut se produire une occlusion passagère, la tunique muqueuse venant faire saillie et s'engager dans l'ouverture, tandis que dans les blessures en long, les couches externes de l'intestin sous l'action des muscles circulaires s'enroulent en dedans; quand l'intestin est vide, il peut se déterminer ainsi une occlusion momentanée (Konig) (1) et ces conditions mécaniques trouvent aussi leur application dans les petites blessures par coups de feu. Les petites ouvertures de l'intestin vide sont susceptibles de se fermer par des bouchons muqueux, par la hernie de la muqueuse, l'apposition de l'épiploon ou de replis péritoneaux, par des coagulums sanguins, surtout quand la balle traverse obliquement la paroi stomacale ou intestinale : la muqueuse forme alors bourrelet à l'orifice de sortie, lequel, s'il n'est pas fermé tout à fait, est pourtant tellement retréci que l'épanchement du contenu de l'organe est entravé dans une mesure très appréciable. Si dans ces conditions on est assez heureux pour pouvoir modérer le mouvement péristaltique de l'intestin, en administrant de l'opium, en mettant le blessé dans la position la plus conforme aux

---

(1). Konig. Traité de chirurgie, 2° V., p. 116. Berlin 1889.

règles de l'art, on pourra espérer une guérison spontanée et prévoir d'autant plus un succès définitif qu'une occlusion antiseptique aura été faite par des mains sûres et que rien ne viendra gêner la formation d'adhérences des surfaces péritonéales par des exsudats fibrineux. Tout autre est le tableau des blessures par coups de feu du canal intestinal dans la première zone, lorsque les intestins sont remplis de liquides ; nous avons alors des ouvertures d'entrée et de sortie largement béantes, avec des bords profondément déchirés ; le contenu de l'intestin s'épanche dans la cavité péritonéale ; toutes ces complications, tantôt par *Sckok*, tantôt par hémorragie, tantôt par péritonite septique suraiguë, conduisent à une mort certaine.

Doit-on opérer primitivement les blessures par coups de feu de l'intestin et de l'estomac, ou doit-on attendre le moment des inflammations de réaction et l'ouverture des poches dans le sac péritonéal ? Le chirurgien militaire prendra le moyen terme précieux qui lui sera inspiré par le tumulte de la guerre, et il fera bien : il réservera toute opération sur les organes contenus dans le bas ventre aux hôpitaux de campagne ; là on ne devra pas temporiser, mais agir activement. Bien des existences pourront être ainsi conservées. On peut admettre comme règle de conduite que les blessures de l'intestin vide et celles faites à des distances supérieures à 400 ou 450ᵐ sont soustraites à l'action explosive et exigent des soins chirurgicaux dans les premières 24 heures : par contre pour les blessures de l'intestin rempli, dans la première zone, on peut admettre avec grande probabilité une action explosive sur les parois, des déchirures de la rate, du foie, des reins ou des gros vaisseaux, attendu que dans les autopsies on trouve presque toujours de forts éclatements dans les parenchymes.

Mac-Cormac et *Dalton* sont des partisans déterminés de la Laparotomie dans les cas de plaie pénétrante de l'abdomen ; l'expérience journalière de la pratique en temps de paix nous apprend qu'une intervention active est le moyen le plus rationnel pour amener à la guérison des traumatismes récents de l'intestin. *La Roche*, *Percy* ont suturé avec succès des plaies de l'estomac, *Larrey*, *Baudens*, *Pirogoff* et les chirurgiens de guerre américains ont pratiqué avec succès l'Enteroraphie. Pourquoi nous, qui vivons dans l'ère de l'antisepsie et des balles de petit calibre, repousserions nous ces tentatives ? Songeons aussi que les guérisons des plaies pénétrantes de l'abdomen par coups de feu, en dehors de toute intervention chirurgicale, appartiennent à la catégorie des faits exceptionnellement heureux : Trélat dans ce cas porte la mortalité générale à 99 % ! En effet l'occlusion provisoire cède très facilement. Si on tient compte d'autre part des résultats expérimentaux obtenus sur des chiens par *Parkes*, *le scalpel nous vient tout seul dans la main*, bien que ces faits ne soient pas absolument encourageants; puisque l'on recherche souvent longtemps et parfois sans succès l'organe lésé.

Mes autopsies qui ont révélé de plus grandes pertes de substance dans la muqueuse que dans la séreuse. montrent combien avec notre balle à enveloppe l'hypothèse d'une procidence de la muqueuse à travers les ouvertures est illusoire. Les blessures des parois stomacales et intestinales faites par une balle de petit calibre nécessitent dans la plus grande majorité des cas l'occlusion par suture, et quand celle-ci ne promet qu'un succès douteux sinon nul, il y a lieu d'établir une fistule stomacale ou intestinale, un anus contre nature, etc. En cas d'ouvertures multiples sur une circonvolution, quand les trous sont petits, si le voisinage est capable de vivre, on trouve des indications pour l'exécution des enteroanastomoses, opération tentée déjà par des chirurgiens américains et qui après les succès de *Billroth* et de *Hacke* prendront droit de cité dans la chirurgie d'une guerre future. Si après ouverture de la cavité abdominale on trouve les intestins plus largement lésés, si la guérison par première intention est douteuse on pourra réséquer une portion d'intestin lésé, ou bien on isolera la portion trouée par la balle, on l'attirera au-dehors jusqu'à la limite définitive des parties saines et on la fixera par une suture à la paroi abdominale en dehors de cette cavité ; des bandes de gaze et des mèches iodoformées seront là d'un emploi très avantageux. Si tout va bien, après des semaines et des mois l'anus contre nature sera fermé par une résection circulaire intestinale typique et par une suture.

Si le projectile atteint les dernières portions de l'intestin, intéressant en même temps les parois osseuses du bassin, les portes sont grandes ouvertes aux infiltrations excrémentitielles avec toutes leurs conséquences septiques. J'ai toujours devant les yeux les malheureux que la septicémie emporta après de longues heures de souffrances au Billardospitale de Cetinje (1876-77) et à l'hôpital turc empesté de Saravejo (1878).

Parmi eux se trouvait un certain nombre d'hommes atteints de coups de feu du bassin et de l'intestin. Deux seulement guérirent grâce à un large débridement, à l'établissement de fistules stercorales à l'orifice d'entrée, près du bord antérieur et supérieur de l'os iliaque et au drainage de la cavité du bassin (1).

Si par suite de difficultés insurmontables l'établissement d'une fistule stercorale à l'S du côlon est impossible, on pourra, en pratiquant la colôtomie au-dessus de l'ouverture déterminée par la balle, sur la portion descendante du côlon, éviter l'écueil de l'infiltration stercorale. Les résultats tout particulièrement heureux obtenus à la clinique chirurgicale de mon très honoré maître, M. le professeur *Albert*, avec l'opération de *Kraske-Hochenegg* dans l'établissement de l'anus contre nature sacré, auxquels j'ai eu l'honneur de prendre part, annoncent que dorénavant des tentatives analogues seront faites pour les blessures de guerre de la région inférieure du bassin avec ouverture de l'intestin, et qu'elles sont dignes de prendre place dans la chirurgie de guerre.

Disons pour finir que la suture convient aux blessures par coups de feu de la vessie : les expériences de *Vincent* et de *Maltrait* ont montré que la guérison survient toutes les fois que l'on a fermé par une sature les plaies intrapéritonéales de la vessie, tandis que maintenues ouvertes elles entraînent presqu'infailliblement la mort (Konig). Dans tous les cas sus-visés, il faut employer des aiguilles rondes, très polies : l'anti-sepsie la plus rigoureuse sera la condition essentielle du succès.

4. Par suite de l'énorme force d'action balistique des balles modernes, on rencontrera rarement des *corps étrangers* dans le corps humain, et les chirurgiens qui les rechercheront n'enrichiront guère leurs collections. Bien des souffrances seront de ce chef épargnées aux défenseurs de la patrie et l'asepsie y trouvera un secours inappréciable ; l'éxérèse sera réduite à ses dernières limites, et l'on sera puissamment garanti contre l'infection des trajets creusés par les balles. Ceux-là seuls peuvent comprendre quelle somme d'avantages résulte pour le blessé de ces conditions physiques, qui ont fait une campagne de guerre, dans laquelle toute l'activité des chirurgiens était concentrée sur ce principe exprimé par les blessés eux-mêmes : « *N'enlever que les esquilles et la balle* ». Puisse enfin tomber dans l'oubli le nettoyage des trajets par pression ou par injections ! Dès que la balle a accompli son œuvre, ce précepte s'impose : *Nil nocere* !

---

(1) Voir aussi Nimier. Compte rendu sur la campagne du Tonkin et Formose (1883-1885), dans Archives de Médecine et de Pharmacie militaires 1889. Volume XIII. Fascicules 1 à 6.

Les balles lisses en raison de leur énorme force vive, détacheront les lambeaux de vêtements et les pousseront devant eux avec la rapidité de l'éclair ; mais ces lambeaux glisseront facilement, retenus près des bords des petites ouvertures d'entrée, et ne pénètreront pas dans les trajets, comme cela arrive souvent avec les anciennes balles cannelées.

Les projectiles à enveloppe nouveau modèle ont généralement peu de tendance à se déformer et à se fendre, et ne s'arrêtent dans le corps qu'aux tirs à grandes distances ; ils ne présenteront que peu ou point d'altérations à leur surface ; il sera difficile de les saisir avec des pinces à balles, américaines ou autres, puisque l'enveloppe d'acier reste dure et lisse ; la sonde de Nelaton et le tire-balles trouveront moins souvent leur emploi ; par contre des pinces à mors légèrement creusés et intérieurement cannelés. pourraient rendre des services. Mais si la balle s'est fendue sur l'os, ou si avant de pénétrer dans le corps elle s'est déformée, l'enveloppe métallique perd aussitôt sa forme, se déroule, se détache du noyau de plomb qui devant de trop fortes résistances se brise en morceaux, dont les plus gros ne s'arrêteront peut-être pas dans le corps, mais dont les plus petits peuvent y rester avec l'enveloppe métalique détachée. ce qui complique naturellement et d'une façon considérable l'état des blessures. J'ai observé les deux cas dans les tirs rapprochés comme dans ceux à grandes distances. Il faut apporter beaucoup de prudence dans l'extraction des fragments tranchants et pointus des enveloppes qui sont de nature à déchirer profondément, à arracher les parties molles contuses et à provoquer des hémorragies. J'ajouterai que l'on n'arrivera que rarement, sinon jamais, à retirer d'un trajet une balle de nouvelle construction qui y sera restée ou des fragments de celui-ci par une petite controuverture ou par l'orifice d'entrée, et qu'il y a entre les balles modernes et celles de plomb mou, cette différence que devant de gros obstacles, os trop durs, pièces d'équipement ou d'armement, les premières se brisent en un plus grand comble de fragments que les secondes, parce qu'étant plus dures que celles-ci elles sont aussi plus cassantes ; c'est pour cette raison que *Beck* plaide en faveur du plomb mou, comme noyau du projectile Lorentz. *Bovet* prétend qu'avec le système de fabrication de *Roth*, on obtient pour la balle Hebler modèle 1886, une liaison entre noyau et enveloppe suffisante pour résister toujours aux tissus les plus solides du corps humain. Les essais de *Beck*, de *Reger*, de *Delorme* ont donné des résultats opposés ; dans tous les cas qui, par comparaison, peuvent être considérés comme similaires aux résistances des os humains, pas une fois, ni l'enveloppe d'acier de la balle Loventz, ni l'enveloppe soudée cuivre et acier de la balle Reger, ni la balle Compound-Lebel M 1886 ne sont restées intactes et n'ont été capables de conserver leur continuité partout devant les résistances osseuses. J'ai obtenu dans mes essais des résultats analogues.

Pour compléter les conclusions de mon travail « *sur la question des projectiles modernes de petit calibre* » (1) je dirai que dans mes essais, le plus grand nombre des balles, même à 1000, 1500, 2000 pas ou 1000 à 1500 mètres, après avoir traversé un premier but en a traversé facilement un second et même un troisième, et passé presque sans exception de part en part à travers le corps massif d'un cheval sans tassement appréciable. Par contre dans 15 à 20 % des cas, les balles se sont fendues, soit sur les parties dures du crâne, soit sur les diaphyses des os longs, ou brisées en fragments mêlés aux esquilles : d'autres fois il s'est produit une chute partielle ou totale de l'enveloppe métallique et le noyau de plomb était nu et déformé.

D'autres corps étrangers tels que pièces d'équipement ou d'armement, fragments de pipes, d'anneaux, pièces de monnaie, parties de montres, etc., peuvent pénétrer dans les plaies par coups de feu : *les éclats de bois et les souillures par la terre* demandent une attention particulière. Les contributions expérimentales de *Eiselberg* à l'étiologie du Tétanos : traumatique (2) font ressortir en toute évidence que les éclats de bois et les souillures des plaies avec la terre peuvent produire le Tétanos : sur la plupart des animaux sur lesquels il a expérimenté, il a pu déterminer le Tétanos par inoculation et en montrer le baccille. A côté du Tétanos infectieux *Seydl* (3) admet un Tétanos par irritation mécanique ou chimique, puisque tous les cas de cette maladie ne peuvent s'expliquer par l'hypothèse de l'infection et qu'un grand nombre a guéri après enlèvement d'un corps étranger. Un rapport sur ce sujet de *Grancher* et *Richard* fut l'objet d'une discussion au congrès international de l'Exposition de 1889 à Paris. *Vallin* trouva que la théorie des rapporteurs, d'après laquelle *la couche superficielle du sol est riche en baccilles du Tétanos et de l'oœdème malin*, est en contradiction avec les données de la pratique ; *Crocq* et *Drysdale* mirent en doute l'importance étiologique de la terre dans le Tétanos ; *Cornil* considéra, il est vrai,

---

(1) Wiener Médizinische Presse. — 1889, n° 24.
(2) Wiener Klinische Wochenschrift. — N° 10-13, 1888.
(3) Deutsche militar-Arztliche Zeitschrift. — N° 4, 1889.

la terre comme tétanogène, mais ne reconnut pas l'agent virulent dans le baccille de *Nicolaier*.

Quoiqu'il en soit de ces conceptions divergentes sur le mode de production du Tétanos traumatique, le chirurgien militaire devra surveiller avec la plus grande attention toute blessure par coup de feu, surtout si c'est une fracture communitive et si elle est souillée par des corps étrangers, car nous savons par expérience que les fractures osseuses compliquées et particulièrement celles où des pointes osseuses font saillie à travers la peau et sont souillées de parcelles de terre exposent au Tétanos et que les corps étrangers peuvent le provoquer également. Les fragments aigus des enveloppes ouvrent les portes à l'invasion de Bactéries de toutes sortes, et le baccille du Tétanos trouve dans les plais par coups de feu les meilleures conditions pour pénétrer, pour s'insinuer, alors surtout que des éclats de bois y ont été enfoncés ou que celles-ci ont été souillées par la terre.

En pratiquant l'occlusion antiseptique, en première ligne, nous agissons contre le développement des bactéries de tous genres, et nous prévenons l'explosion des maladies locales des plaies par infection. Finalement c'est à l'hôpital de campagne que l'on examinera, sous le couvert de la plus rigoureuse antisepsie, les trajets suspects de corps étrangers : on les élargira et on les désinfectera avec la plus grande précision, on se gardera de négliger la moindre plaie souillée de terre, celles même qui jusqu'ici seraient restées sans pansement : il est notoire que c'est précisément sous les croûtes de ces plaies de peu d'apparence que le baccille du Tétanos vit d'une façon luxuriante et parvient à terrasser avec rapidité l'organisme le plus robuste,

L'invasion des microorganismes dans les blessures par coups de feu s'annonce tantôt par de vastes suppurations, d'autres fois par des phlegmons, par l'érysipèle, la gangrène ou l'oedème malin qui d'une façon foudroyante peuvent mettre la vie du blessé en danger. Cette série de maladies infectieuses des plaies est l'ennemi invisible des armées, qui décime sans pitié les victimes des batailles, dès que les conditions extérieures sont défavorables, les secours médicaux insuffisants, les abris mal disposés, les transports imparfaits, etc.

Alors nous avons à faire à des côlons étrangers établis dans l'intérieur des plaies ; le microcosme des bactéries établit son repaire dans leurs profondeurs et cause plus de désastres parmi les troupes que le feu rapide des fusils à répétition, quand il peut toujours et sans obstacle gagner un terrain nouveau, comme nous l'enseigne la statistique des guerres du passé. *Vae Victis !* quand l'incubation bactérienne a pris racine dans les plaies, quand la pyémie, la septicémie ou l'empoisonnement du sang se sont introduits dans un hôpital de campagne ! A Sédan, ce fléau de là guerre fut pour les blessés français un *Ange exterminateur*, et causa la mort aussi sûrement pour des coups de feu dans les muscles que pour des fractures osseuses. L'antisepsie est appelée à entrer en lutte énergiquement avec ce monde nouvellement découvert de micro-organismes : elle en sortira victorieuse comme l'annoncent les succès des Anglais en Egypte (1882), des Hollandais à Atchin, ceux de la guerre Serbo-Bulgare, toutes les fois que l'on donnera aux questions d'hygiène militaire une attention suffisante et qu'on leur paiera le tribut auquel elles ont droit. Avec l'antisepsie on verra diminuer le nombre des invalides et des individus incapables de gagner leur vie ; l'élite des forces du travail sera conservée à l'Etat, à l'Armée et à la Famille. Le capital dépensé au profit de l'hygiène militaire rapportera dans une guerre future les plus gros intérêts, si la science de la guerre et celle de l'hygiène se tendent une main secourable.

5° — En dehors des processus septiques et pyémiques qui sous l'influence des bactéries, peuvent amener la rupture des trombus et des parois vasculaires, on verra, comme dans les guerres d'autrefois, des hémorragies tardives causées par des débris de projectiles de petit calibre, surtout si on essaie de les extraire brusquement ou si des fragments tranchants d'enveloppe dans leurs périgrinations pénètrent dans des régions riches en vaisseaux. Il me semble que ces hémorragies tardives seront plus fréquentes dans l'avenir qu'elles ne l'étaient autrefois ; en effet, les longs trajets des balles renferment de nombreux vaisseaux dont la lumière est béante, le projectile dur ménage moins l'os que le projectile de plomb mou et produit d'innombrables esquilles aiguës et sous l'influence d'un choc en retour vif, l'enveloppe d'acier s'enlève en totalité ou en partie : toutes conditions excellentes pour amener la déchirure des vaisseaux. La balle moderne à surface lisse et à forme allongée pourra, si son enveloppe est intacte, passer à côté des vaisseaux sans les intéresser, glisser dans leurs interstices ; mais une fois la balle déformée, ses bords tranchants amèneront des déchirures des parois vasculaires. En examinant l'état des vaisseaux sur des chevaux et sur des cadavres de suicidés, on trouva quelques préparations dans lesquelles ils avaient été sectionnés nettement par suite de la puissance inouïe de la balle et dont la lumière était largement ouverte, circonstances qui empêchent la formation d'un caillot et entretiennent un écoulement sanguin continu. A côté des hémorragies abondantes de la cavité thoracique nous plaçons celles de la cavité abdominale que nous avons observées, tant sur nos objectifs de tirs d'expérience que sur les cadavres des suicidés. On sait que les blessures des organes creux et particulièrement les coups de feu dans l'abdomen tuent souvent avec une rapidité foudroyante par *Schok*. Les chirurgiens américains considèrent ce signe comme un symptôme de blessure grave de vaisseaux ; en présence du *Schok*, ils diagnostiquent une lésion de gros vaisseaux. Il y a pourtant des cas où la mort par hémorragie a été déterminée simplement par la déchirure de petits territoires vasculaires dans les organes glandulaires, de l'épiploon et du mésentère : quelques auteurs admettent que le sang épanché dans la cavité abdominale échappant à l'action de l'air atmosphérique ne se coagule pas, ce qui hâterait la mort par hémorragie. Bien qu'en face de ces cas on soit souvent impuissant et sans ressources, il est cependant du devoir du chirurgien d'ouvrir le ventre, de rechercher à partir de l'orifice d'entrée de la balle la source de l'hémorragie, de s'efforcer de la contenir ; pour cela il examinera minutieusement les vaisseaux mésentériques, réséquera au besoin des portions de l'épiploon et tentera les opérations que nous avons décrites plus haut.

Il n'y a pas longtemps encore, que sous prétexte d'hémorragies impossibles à arrêter, on considérait comme nécessaire d'amputer et de sacrifier des membres entiers, et que l'on pratiquait de préférence les ligatures dans la continuité des vaisseaux : aujourd'hui, grâce à l'anti-sepsie à laquelle nous devons déjà une certaine diminution des hémorragies tardives, nous pouvons utilement poser une ligature double directement sur le point d'où part le sang, et nous possédons dans le tamponnement avec la gaze iodoformée, la suspension, l'élévation, la compression et la bande élastique d'*Esmarch* un arsenal de moyens suffisants pour l'hémostase ; dans quelques circonstances spéciales on pourra les remplacer par des ligatures latérales, des sutures le Thermo-cautère, etc.

Pour lutter contre les anémies pernicieuses, telles qu'elles résultent des blessures sur le champ de bataille, les injections intra-veineuses ou sous-cutanées de solution de chlorure de sodium à 0.6 % sont souvent l'unique moyen de salut, bien que l'on réussisse rarement à relever la pression sanguine tombée au plus bas et à conserver la vie du blessé jusqu'à son entrée à l'hôpital de campagne où enfin on pourra tenter la transfusion du sang, selon les règles de l'art.

TABLE

IMPRIMERIE DU COMMERCE, G. SCHWOB ET FILS

6, Rue Scribe, 6.